LOÏC MALNATI

LA MÉCANIQUE DU TATOUAGE

QUEL TATOUAGE CHOISIR ?

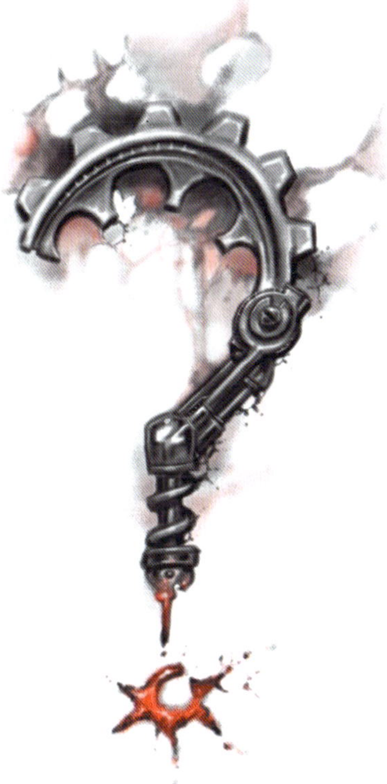

PAQUET

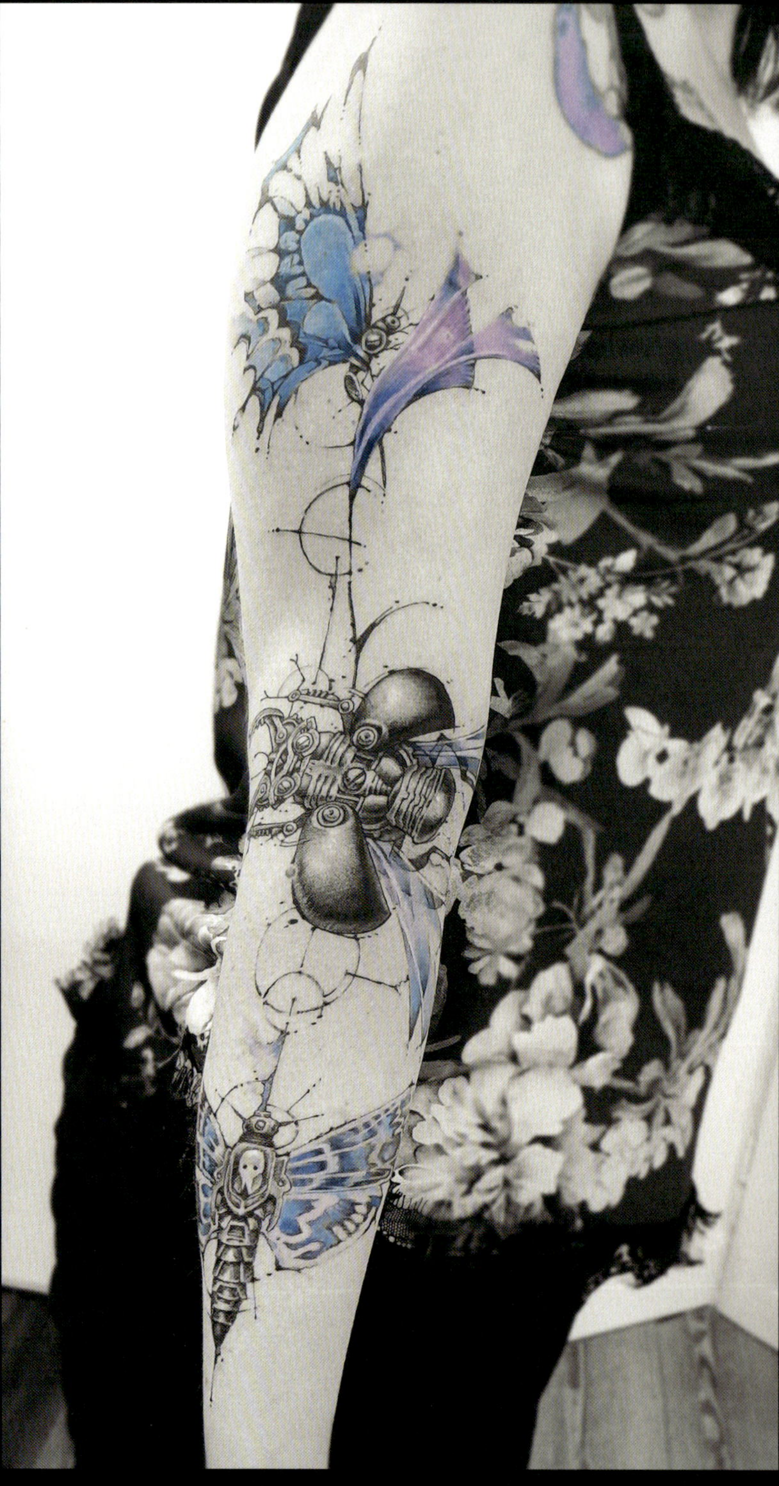

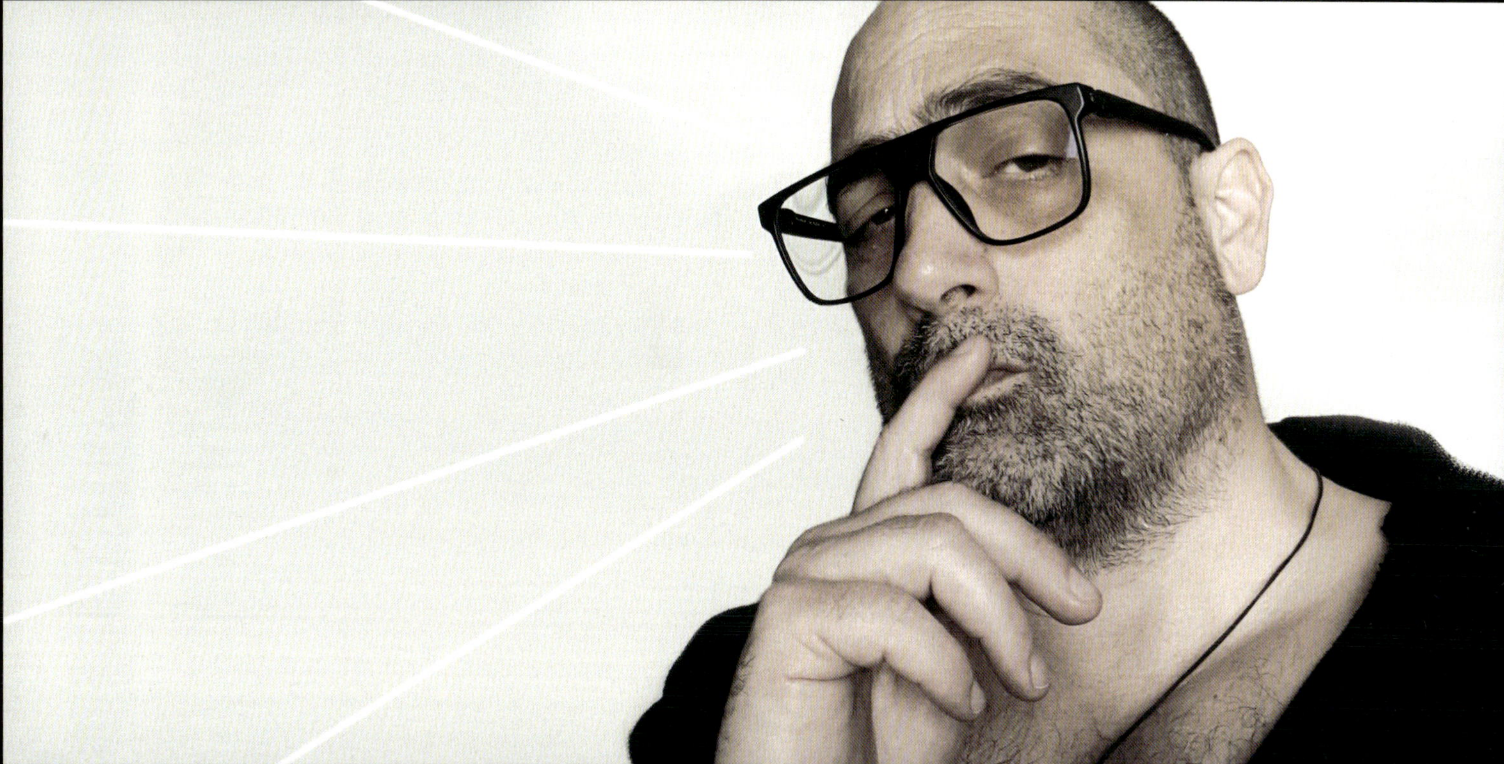

À PROPOS DE L'AUTEUR

Je suis tatoueur depuis 2011 à Nice.
J'ai commencé dans le dessin avec la bande dessinée. J'ai publié mon premier album aux éditions Delcourt en 1995, à l'âge de 22 ans. J'ai vécu de la BD jusqu'en 2011, période durant laquelle j'ai dessiné et/ou scénarisé plus d'une vingtaine d'albums chez les plus importants éditeurs.
En parallèle de cette activité, j'ai travaillé dans la production audiovisuelle. J'ai assumé le storyboard et le design de films pour le cinéma et la télévision, ainsi que de publicités.
J'ai également enseigné le dessin, le design et le storyboard à l'École supérieure de réalisation audiovisuelle de Nice de 2005 à 2013.
Aujourd'hui, je consacre également une partie de mon temps à la peinture et à la création d'univers de jeux vidéo, et je publie de temps en temps un album de BD ou un livre.
J'ai commencé le tatouage dans mon atelier de Nice, au départ par curiosité artistique. J'ai tatoué quelques amis, et très vite, j'ai eu beaucoup de demandes de gens qui avaient entendu parler de moi. J'étais un dessinateur professionnel qui se mettait au tatouage, et ça semblait attirer les gens.
J'ai donc décidé de mettre entre parenthèses mes activités dans le livre et l'audiovisuel pour ouvrir mon premier salon de tatouage. J'ai découvert le contact avec le public, ce qu'un auteur ne connait finalement pas. Les gens avaient des envies qui me semblaient au départ assez loin de mes centres d'intérêt graphiques, mais au fil du temps, je me suis rendu compte que mes clients étaient demandeurs de créativité. J'ai donc commencé à leur faire des propositions en fonction de leurs goûts, je les ai amenés à réfléchir plus loin que l'idée qu'ils se faisaient du tatouage, et ils ont aimé.

UN ARTISTE N'EST JAMAIS SATISFAIT DE SON TRAVAIL, MAIS CE DOUTE EST UN RÉEL GAGE DE QUALITÉ

Pour un dessinateur, c'est fantastique de se rendre compte que ce qui limitait sa créativité jusqu'alors, ce n'était pas le public, mais les intermédiaires (éditeurs, diffuseurs, libraires...)

qui sont eux aussi victimes de tout cela. Dans un système complexe comme le nôtre, on perd le contact, on ne sait plus pour qui on travaille.

Pendant ces seize années de dessin professionnel je n'ai jamais pu m'arrêter sur un style de dessin. J'avais soif de tout connaître, de tout maîtriser.

C'est finalement par le biais du tatouage et par la rencontre des gens qu'enfin j'ai pu proposer et affirmer un style graphique dont je suis fier.

Le tatouage est une rencontre avec des personnes, dans leur intimité. Choisir de porter dans sa peau l'œuvre d'un artiste est une marque de confiance totale et une grande responsabilité pour le tatoueur.

C'est d'autant plus délicat qu'un artiste n'est jamais pleinement satisfait de son travail, mais ce doute est un gage de qualité.

Un bon tatoueur garde ses doutes pour lui, il a confiance dans le fait que, puisqu'il donne le meilleur de lui-même, puisqu'il est attentif à la sensibilité de la personne qui lui confie sa peau et qu'il est bienveillant, le projet ne peut être que bon.

Mais cela ne vaut que si, chaque fois qu'il se retrouve seul, l'artiste écoute ses doutes et se remet en question pour être encore meilleur.

Je dis « l'artiste » et non « l'artisan d'art », car c'est ainsi que je me vois, mais ce n'est pas une règle. Certains excellents tatoueurs sont plutôt des artisans d'art, c'est-à-dire qu'ils sont plus portés par le savoir-faire et la qualité de l'exécution que par la créativité du projet. Ce sont deux versants d'une même montagne.

Pour ma part, je consacre aujourd'hui toute mon énergie à réfléchir à la création des projets, au design et à la façon dont on doit habiller le corps.

J'ai voulu lancer cette collection de livres *La mécanique du tatouage* pour enseigner et partager mon expérience, mais aussi pour initier une réflexion sur cette activité qui peut être parfois une passion, parfois un métier, mais que personne n'a jusque-là véritablement « théorisée », contrairement à la BD, par exemple.

J'aborderai dans ces ouvrages : la technique, la création, l'habillage du corps, les motivations des tatoués, et tout ce que je rencontre au quotidien dans ce domaine.

LE TATOUAGE EST UNE RENCONTRE AVEC DES PERSONNES, DANS LEUR INTIMITÉ

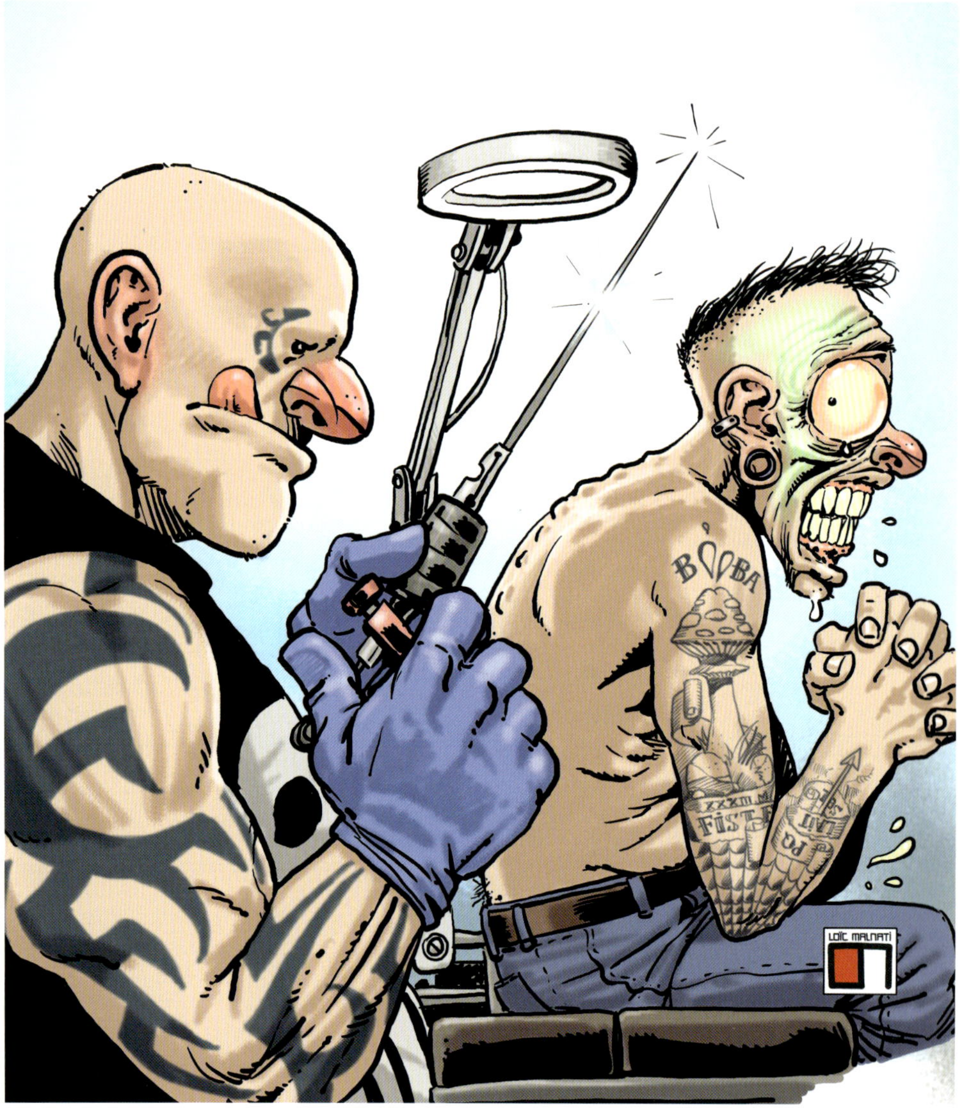
LOÏC MALNATI

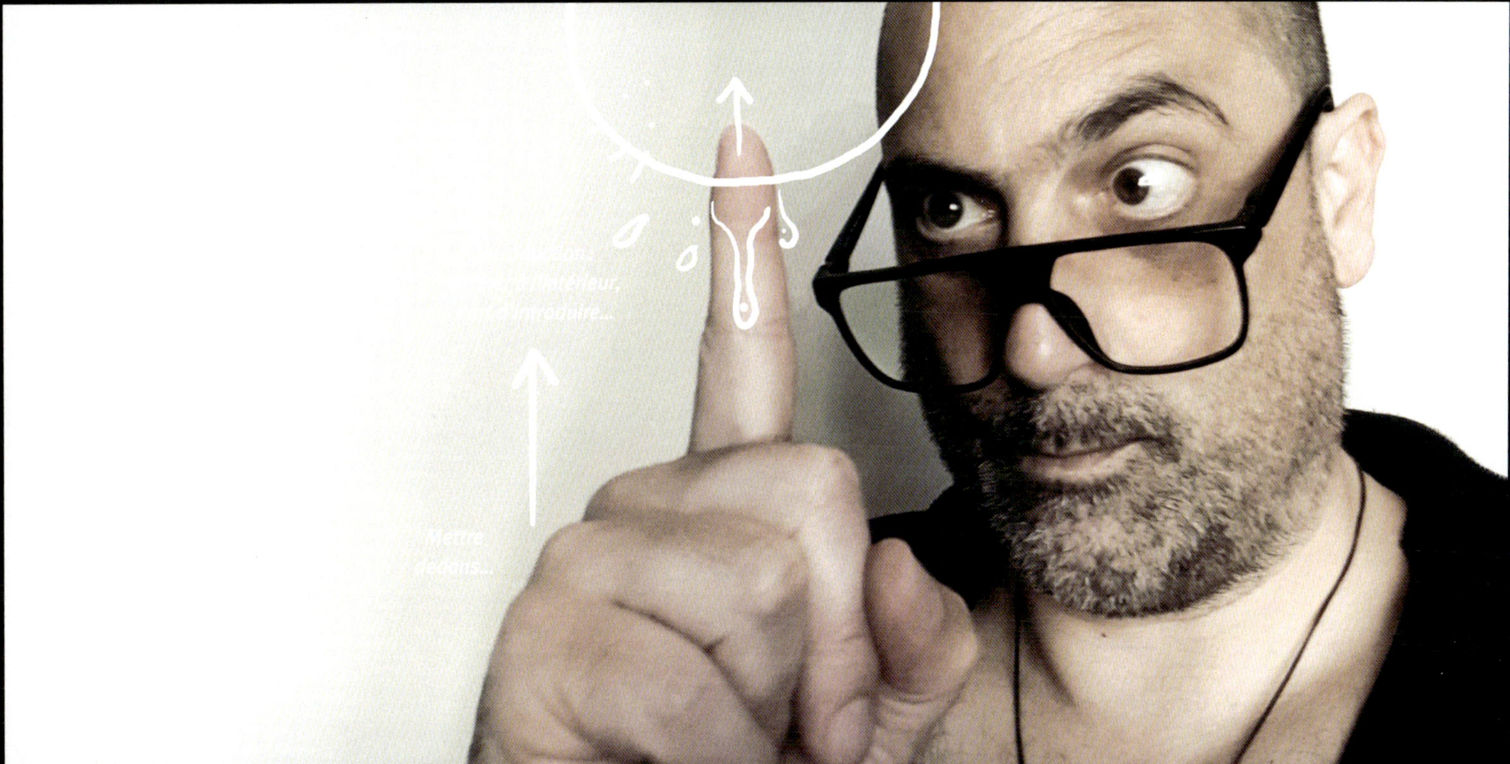

INTRODUCTION

Le choix du motif d'un tatouage est toujours un véritable casse-tête pour le tatoueur comme pour le futur tatoué. Ma façon d'aborder ce problème a évolué avec le temps. Pour le futur tatoué, les raisons qui l'amènent à désirer un tatouage sont diverses, mais pas si nombreuses que ça au final. Pour le tatoueur, les difficultés qu'il va rencontrer pour répondre à la demande de son client sont toujours les mêmes. Dans la vie, il suffit souvent de connaître les ingrédients d'un problème pour le résoudre ; c'est vrai également pour faire le choix de son futur tatouage, comme pour le créer. Tous les tatoueurs ont en tête une discussion avec un client qui s'éternise, le véritable casse-tête où aucun des mots du futur tatoué ne permet au professionnel de se faire une idée du projet. Ce moment où le client nous montre des photos d'un tatouage épais et au remplissage chargé, et où il nous dit : « Je veux un truc super léger : comme ça ! » C'est insoluble, et on sort de ce genre d'entrevue avec un cerveau qui n'a plus envie que d'une balle ou d'un pastis. Mais il faut comprendre que pour le futur tatoué, le stress est encore

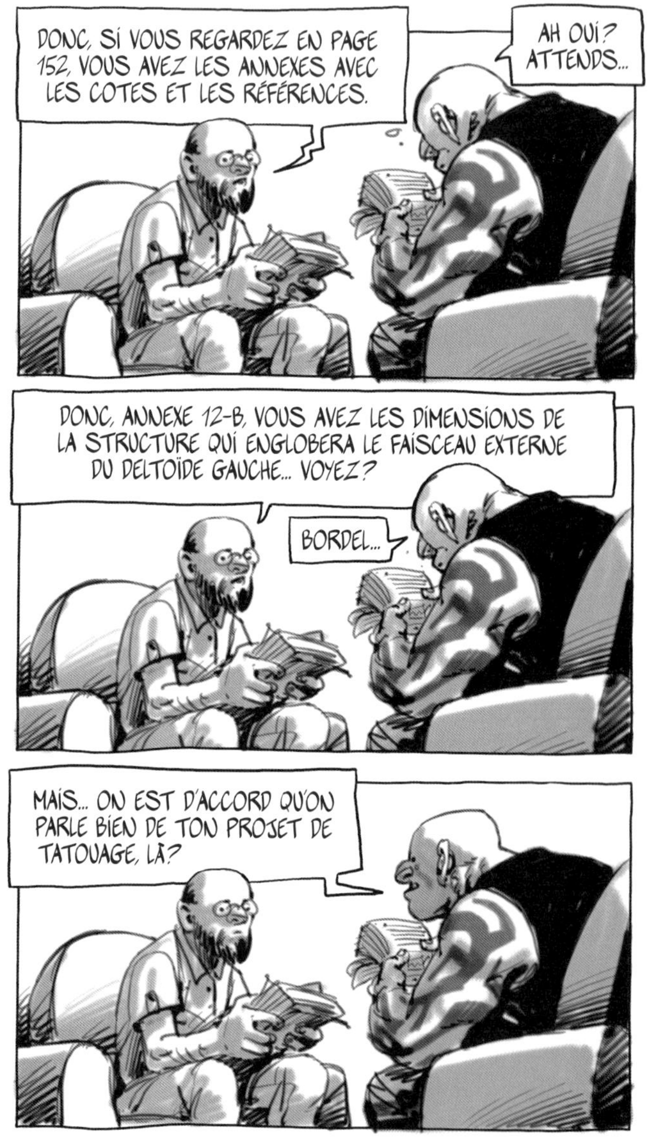
DONC, SI VOUS REGARDEZ EN PAGE 152, VOUS AVEZ LES ANNEXES AVEC LES COTES ET LES RÉFÉRENCES.
AH OUI? ATTENDS...
DONC, ANNEXE 12-B, VOUS AVEZ LES DIMENSIONS DE LA STRUCTURE QUI ENGLOBERA LE FAISCEAU EXTERNE DU DELTOÏDE GAUCHE... VOYEZ?
BORDEL...
MAIS... ON EST D'ACCORD QU'ON PARLE BIEN DE TON PROJET DE TATOUAGE, LÀ?

plus grand, puisqu'il essaie d'exprimer comme il peut, avec ses mots, ce que représente pour lui ce futur *tattoo* qu'il va porter toute sa vie.

Cette confusion, chez l'un comme chez l'autre, repose sur plusieurs éléments clés comme le sens des mots utilisés, mais aussi la difficulté du futur tatoué à faire lui-même le tri dans ses idées et sa méconnaissance de toutes les possibilités qui s'offrent à lui. Et pour le tatoueur, il s'agit d'aider le client à faire une sélection, et de lui expliquer son approche personnelle du tatouage, après avoir bien identifié les attentes impératives du client.

Ça peut sembler bien futile, et pourtant, je pense que le succès du projet se joue principalement ici : se comprendre et se mettre d'accord.

On voit trop souvent, dans la rue, des gens qui portent des tatouages qui sont totalement en désaccord avec la sensibilité, le corps ou le style de la personne qui les porte. Ceci peut évidemment venir du niveau technique et artistique trop faible du tatoueur, mais même lorsqu'il s'agit d'un orfèvre du tatouage, des dissonances peuvent survenir. On peut rater son coup.

Ce livre sert à vous aider dans la réflexion sur votre projet de tatouage afin que vous parveniez à le déterminer et à l'exprimer. Il dresse un panorama des possibilités qui s'offrent à vous et propose une méthode pour faire le tri dans vos idées. Il va vous permettre de choisir votre futur tatoueur. Il est aussi un partage des solutions que j'ai tirées de mon expérience propre, dans le but d'aider les tatoueurs débutants ou confirmés à trouver, je l'espère, plus rapidement des solutions graphiques en évitant l'incompréhension avec le client. Car c'est de là que partent la plupart des problèmes de notre métier.

LE SUCCÈS DU PROJET SE JOUE PRINCIPALEMENT ICI : SE COMPRENDRE ET SE METTRE D'ACCORD.

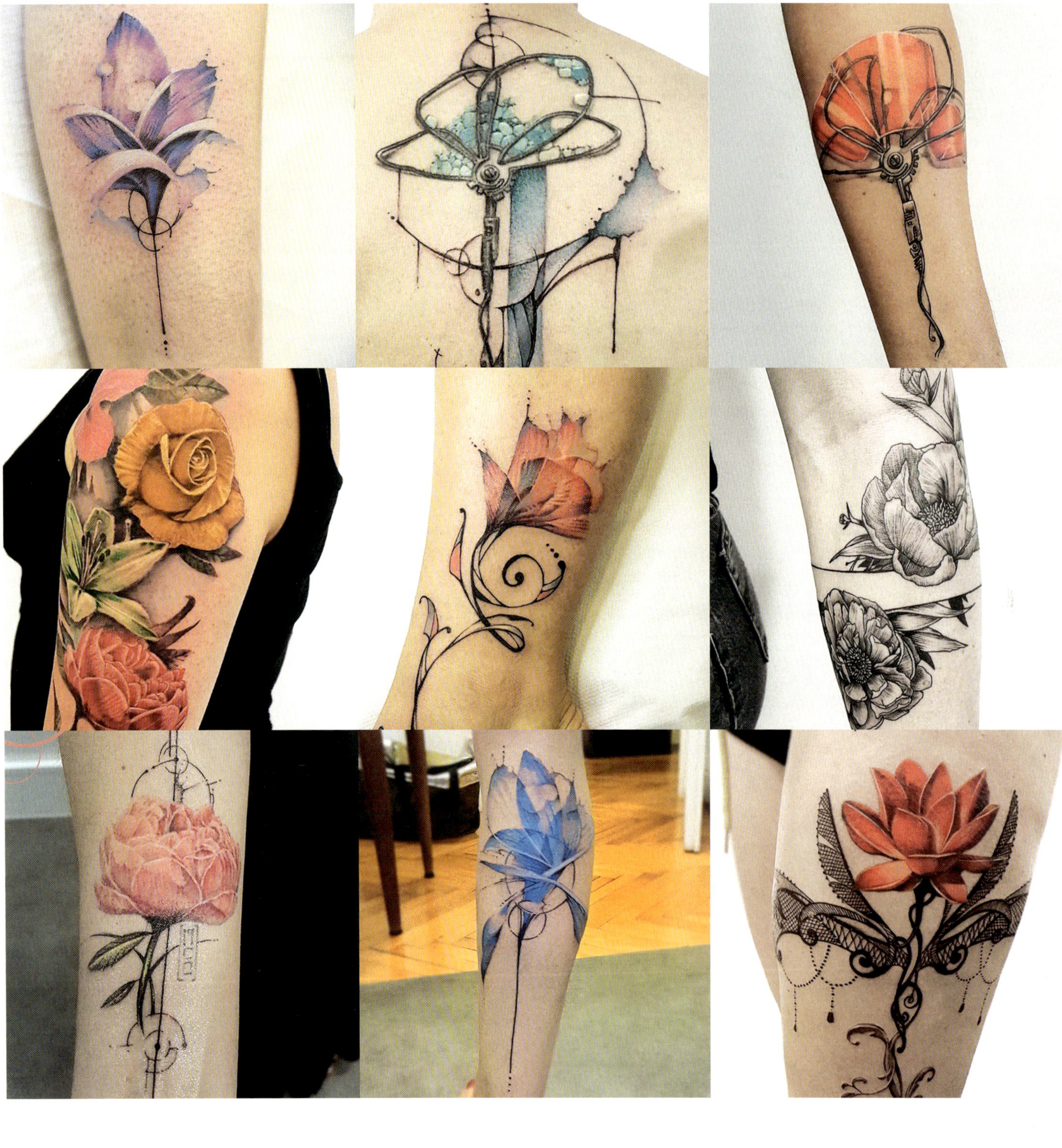

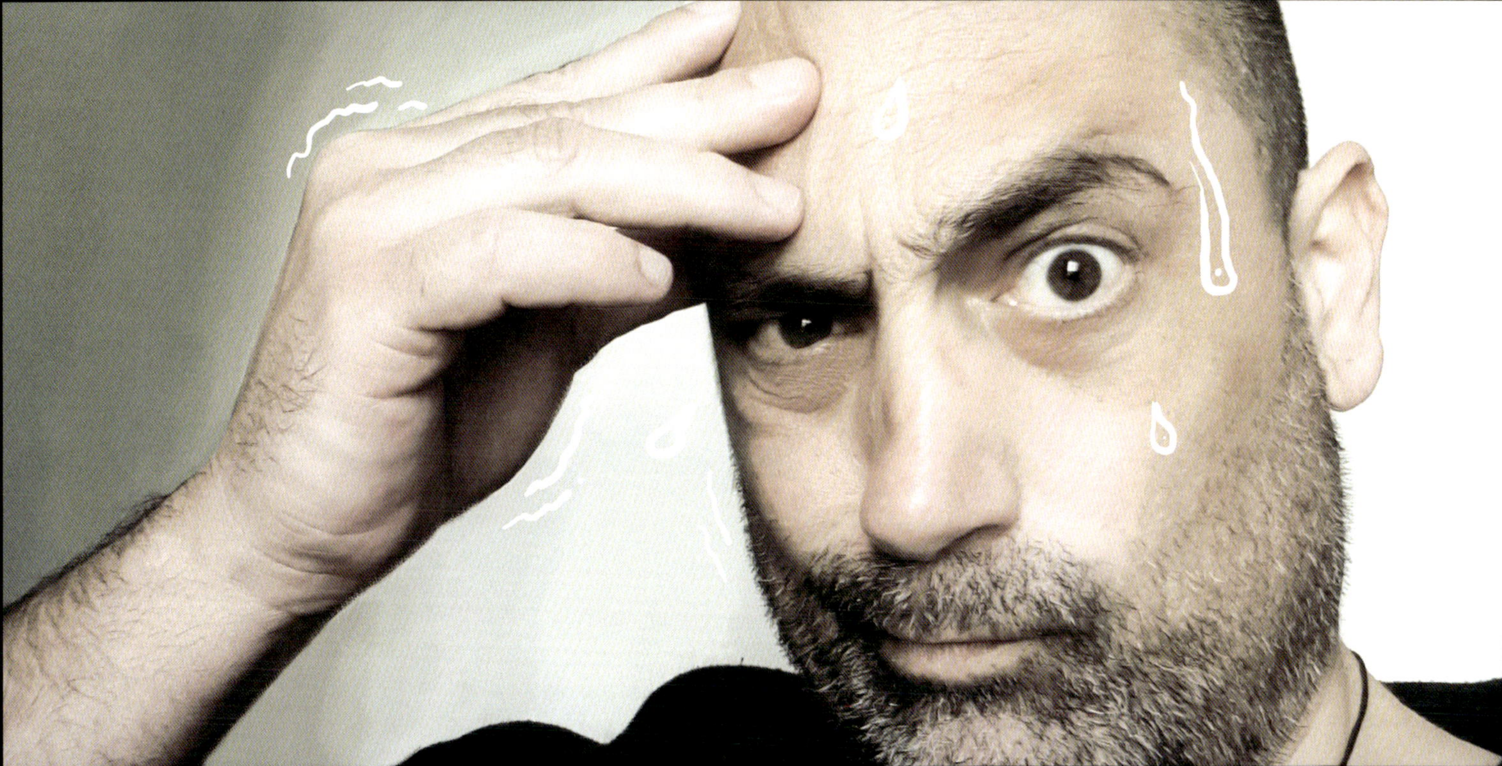

TROUVER LE STYLE DE SON TATOUAGE

Ah ! que c'est difficile de se décider sur son motif de tatouage ! Et surtout quand il s'agit du premier ! Et c'est important de se poser pour y réfléchir correctement. Le premier tatouage peut être celui qui ouvre la porte à tous les futurs projets, il peut également, hélas trop souvent, devenir celui qu'on regrette. Pour y voir plus clair, il faut déjà se poser quelques questions précises.

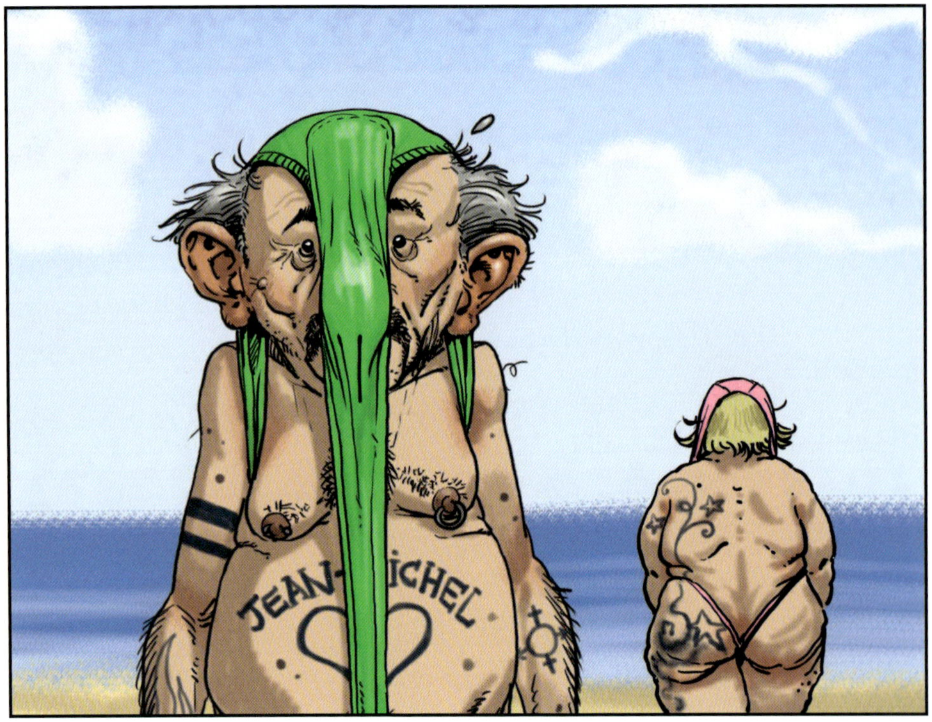

POURQUOI AI-JE ENVIE DE CE TATOUAGE ?

La plupart du temps, ce qui motive l'envie d'un tatouage, c'est un ou plusieurs évènements ayant marqué notre vie, un hommage à notre famille ou un proche, un désir esthétique, ou une volonté de manifester notre appartenance à une communauté (sportive, culturelle, géographique, professionnelle...)

Dans le cas des événements marquants, mon conseil est de trouver ce qu'il y a de positif dans l'expérience vécue dont on veut parler. Votre corps ne doit pas devenir le panneau publicitaire de vos malheurs. Un tatouage, c'est quelque chose qui nous rappelle ce à quoi nous aspirons : il nous donne de la force. Porter à vie votre souffrance sur votre peau ne vous aidera pas à vous relever, au contraire.

Il faut donc faire cette analyse : « Qu'est-ce que je tire de positif de cette expérience pour le reste de ma vie ? » Cette première démarche, vous aidera déjà à aborder votre projet de façon positive et donnera tout son sens à cette démarche.

Une fois cela fait, il s'agit de trouver comment exprimer le message qu'on souhaite porter. Il existe des symboles auxquels on peut se référer, il y en a dans toutes les cultures. Si on a vécu une maladie grave, ou qu'on a perdu des choses importantes, le Phénix symbolise la renaissance, par exemple ; dans le cas où on a l'impression d'avoir été privé de son libre arbitre ou de son destin, on peut réfléchir à une idée comme le quetzal, l'oiseau sublime des Mayas qui ne peut vivre qu'en liberté ; etc. Une recherche Internet devrait vous permettre de rapidement trouver les éléments qui peuvent symboliser votre message. Les fleurs, les oiseaux, les dieux, les spiritualités du monde regorgent de sens et de représentations. Il faut juste faire un choix esthétique qui orientera votre recherche. Si vous aimez la géométrie, orientez-vous vers le sens des symboles géométriques ; si vous aimez l'esthétique des statues et des vestiges de civilisations, ou encore les styles « arts premiers », vous trouverez évidemment dans les différentes religions et cultes votre bonheur ; etc.

Mais on peut également s'en remettre à son intuition, parce que nous avons tous au fond de nous-mêmes, dans nos rêves, des images fortes qui résument ce qui compte pour nous.

Ainsi le cercle, par exemple, représente la spiritualité et l'esprit, mais il est aussi en Extrême-Orient le mouvement ouvert qui relie le corps, l'esprit et l'âme et génère l'harmonie.

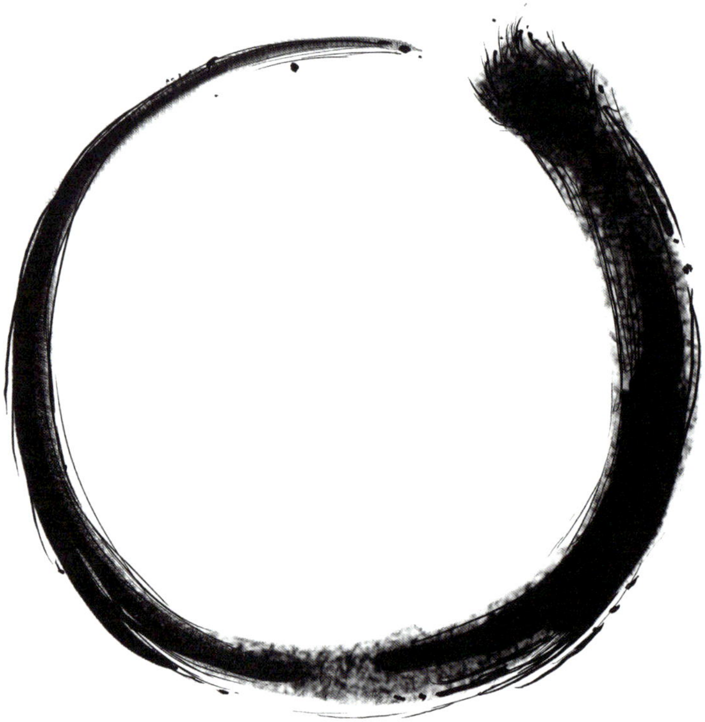

L'ensō est le symbole de la vacuité et de l'achèvement dans le bouddhisme zen.

Le triangle également peut symboliser ces trois éléments, mais il est aussi le rapport du matériel au spirituel, la relation parent-enfant, l'élévation, la flèche, la féminité, la vérité, selon sa position et l'approche culturelle…
Le carré représente la matière, la construction humaine, la perfection…

LE CHOIX D'UN SYMBOLE PEUT DONNER DES INDICATIONS SUR LA SENSIBILITÉ DU PROJET

Souvent, le fait d'être plus attiré par un symbole qu'un autre peut donner des indications sur la sensibilité du projet. La préférence pour les courbes, les angles, la verticalité ou l'horizontalité, mais également le goût pour les contrastes forts ou les nuances subtiles, tout cela donne des informations sur la sensibilité artistique.
Le dragon, tout comme le Phénix, est un sujet très fréquent dans les tatouages. Mais il peut signifier beaucoup de choses selon les cultures. Dans les civilisations orientales, il représente l'immortalité, la puissance de la nature, il a des attributs différents selon les pays. En occident, le dragon représente plutôt le prédateur, le mal… Mais quoi qu'il en soit, le type de dragon n'impose pas le style graphique. Ce sont des choses bien différentes. Tous les sujets peuvent être traités dans tous les styles, ou presque.

Le dragon est un thème courant dans le tatouage. Mais pour autant, il peut être décliné à l'infini en fonction des sensibilités du tatoué et du tatoueur. Il est donc important de bien dissocier le sujet du tatouage et le style du tatoueur.

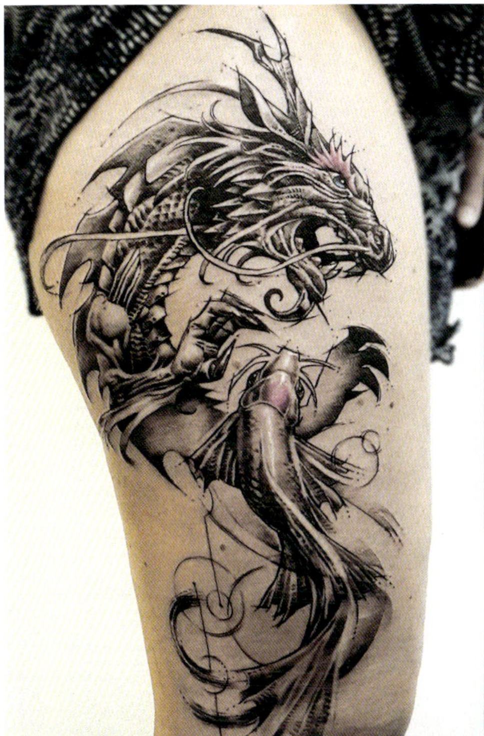

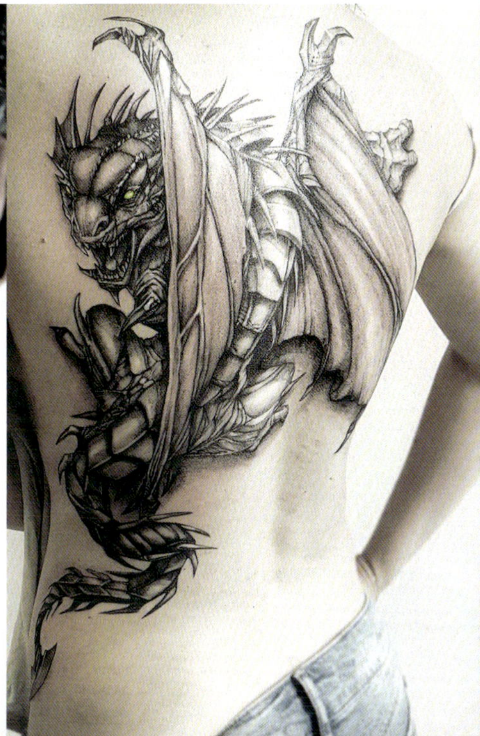

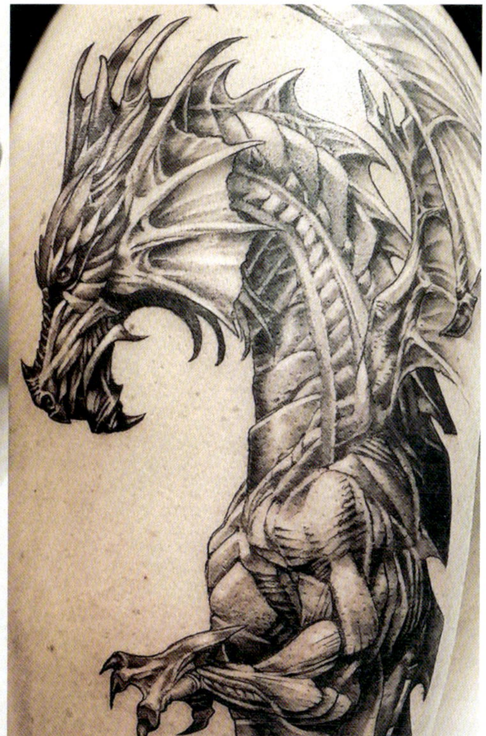

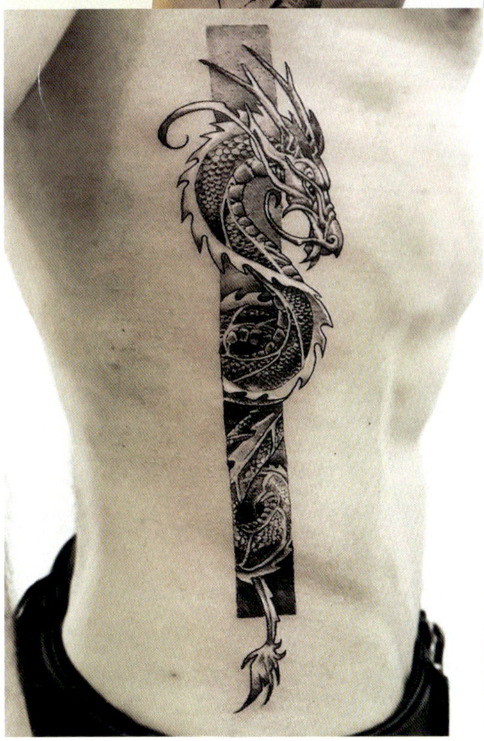

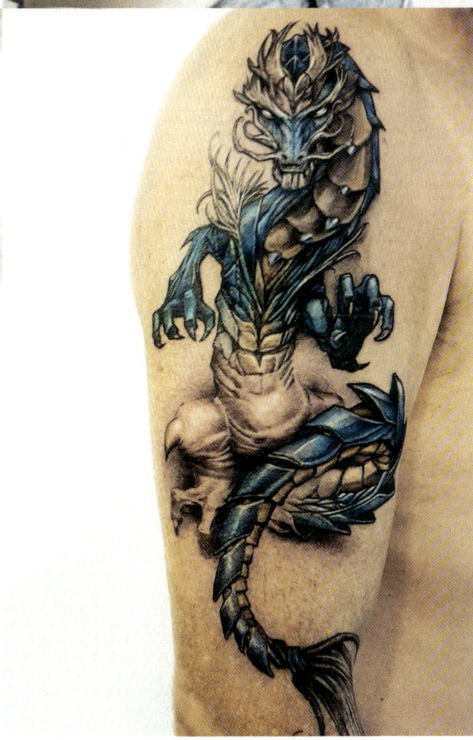

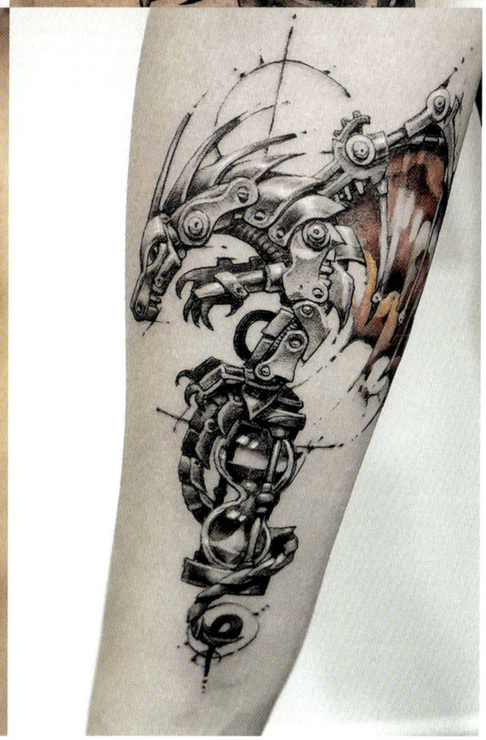

QU'EST CE QUI ME PLAÎT DANS LE TATOUAGE ?

Justement, voici la question qu'il faut se poser pour orienter sa recherche : si vous aimez le tatouage parce que vous trouvez que c'est sexy, ou au contraire agressif, si c'est une marque d'appartenance, si c'est pour vous juste romantique, rebelle, marrant, etc. Ces conclusions bien identifiées vont vous donner des indications. Est-ce la musculature que vous voulez souligner ? Les courbes du corps ? Voulez-vous que votre tatouage soit une revendication ?
Qu'est-ce que j'aimerais que ce tatouage dise de moi ? Comment voudrais-je que mon tatouage soit perçu ?
Mon tatouage sera-t-il un bijou, un ornement, une revendication, une provocation ou juste un message ? Ou bien un peu de tout ça ?

QU'EST-CE QUE J'AIMERAIS QUE CE TATOUAGE DISE DE MOI ?

LE TATOUAGE ORNEMENTAL

Le but du tatouage ornemental est d'orner le corps. Il est pensé pour souligner et valoriser une zone. Il n'a pas forcément de sens ou de message.

Composition graphique ornementale. La partie haute du tatouage vient s'appuyer sur le mouvement plongeant des côtes, la partie basse souligne la forme de la crête iliaque en plongeant vers le bas-ventre.

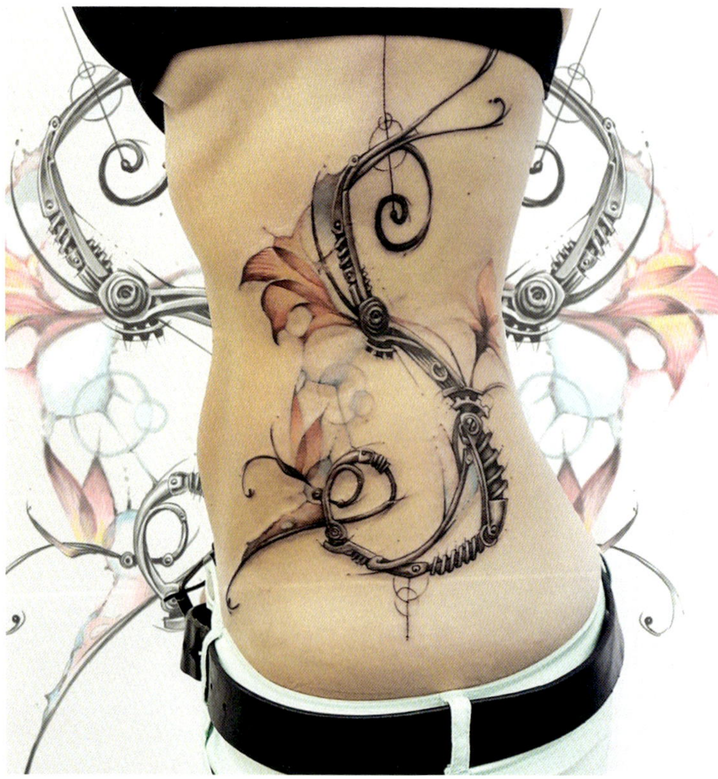

LE TATOUAGE GRAPHIQUE

Le but du tatouage graphique est de défendre un style graphique, une sensibilité esthétique au-delà de l'ornement du corps. Ce qui n'empêche pas le tatouage d'être également ornemental : tous les tatouages devraient l'être selon moi. Il existe autant de styles de tatouages graphiques qu'il y a de graphistes, les plus fréquents sont les tatouages géométriques, le « trash polka », le sketch, etc.

Voici quelques exemples d'approches graphiques différentes sur un même sujet : une rose.

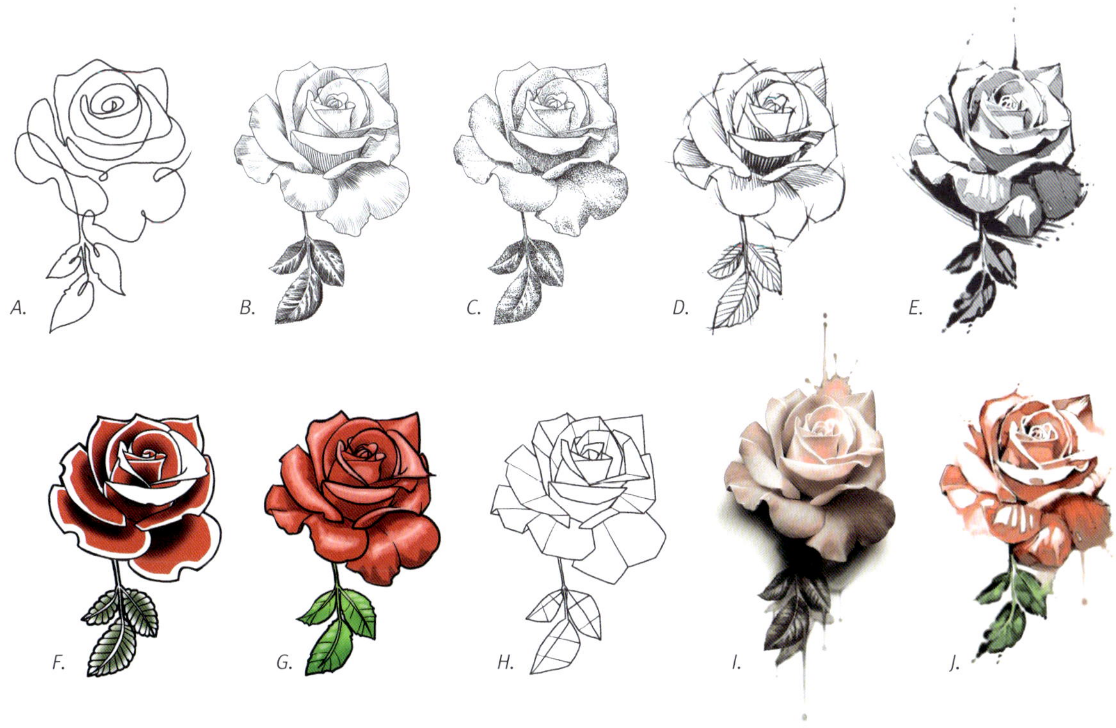

A. : Line art
B. : Gravure
C. : Dotwork
D. : Sketch
E. : Trash
F. : Old school
G. : New school
H. : Origami
I. : Malnatisme ;)
J. : Watercolor

LE TATOUAGE SYMBOLIQUE

Le tatouage symbolique ou de « message », quant à lui, accorde plus d'importance au sens de l'image. Du tatouage communautaire au lettrage en passant par des représentations très précises, il porte son message aux yeux des autres. Il peut également entrer à la fois dans la catégorie ornementale et graphique, c'est juste une question de priorité. Pour bien composer son tatouage, il faut prendre conscience de cet enjeu. Le défaut du tatouage symbolique, c'est qu'il est très fermé sur lui-même, surtout dans le cas d'un logo. Il est très compliqué de le lier à d'autres tatouages. Il y a deux solutions à cela : soit on prévoit que ses futurs tatouages seront dans le style du logo, soit on détourne le logo, en l'intégrant dans un autre univers graphique. Voici quelques hypothèses en partant de mon logo personnel. Si on me demandait de le tatouer, voici les premières pistes qui me viendraient à l'esprit :

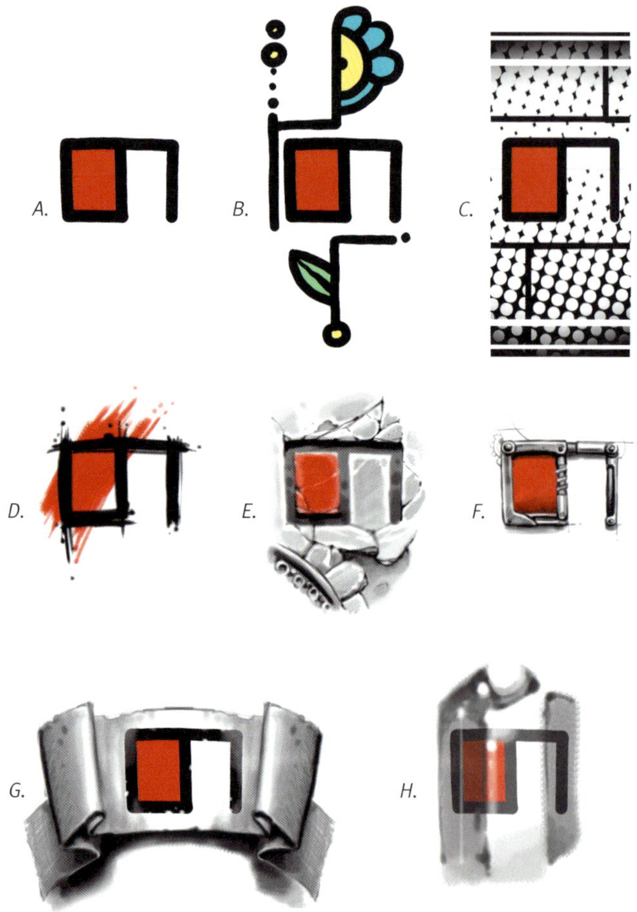

LE TATOUAGE SYMBOLIQUE ACCORDE PLUS D'IMPORTANCE AU SENS DE L'IMAGE

A. : Le logo à tatouer

B. : Intégration du logo dans un visuel ornemental qui épouse le style du logo

C. : Modification du logo pour l'intégrer à un projet plus géométrique

D. : Modification du logo pour l'intégrer à un style « trash polka »

E. : Intégration du logo dans une texture pierre qui permet une continuité avec cette matière

F. : Détournement du logo dans le style de l'artiste tatoueur

G. : Création d'un support du logo qui permette de l'intégrer dans un autre univers graphique

H. : Apparition plus discrète du logo au travers d'un objet transparent dans un projet plus global

JE DÉTOURNE SOUVENT LES VISUELS IMPOSÉS

Les logos ne sont pas pensés pour le tatouage, à l'origine. L'option de l'intégration graphique à un projet plus global est à mes yeux la meilleure. Je détourne souvent les visuels imposés en les adaptant à mon univers artistique personnel. Il s'agit de « l'intégration graphique ».

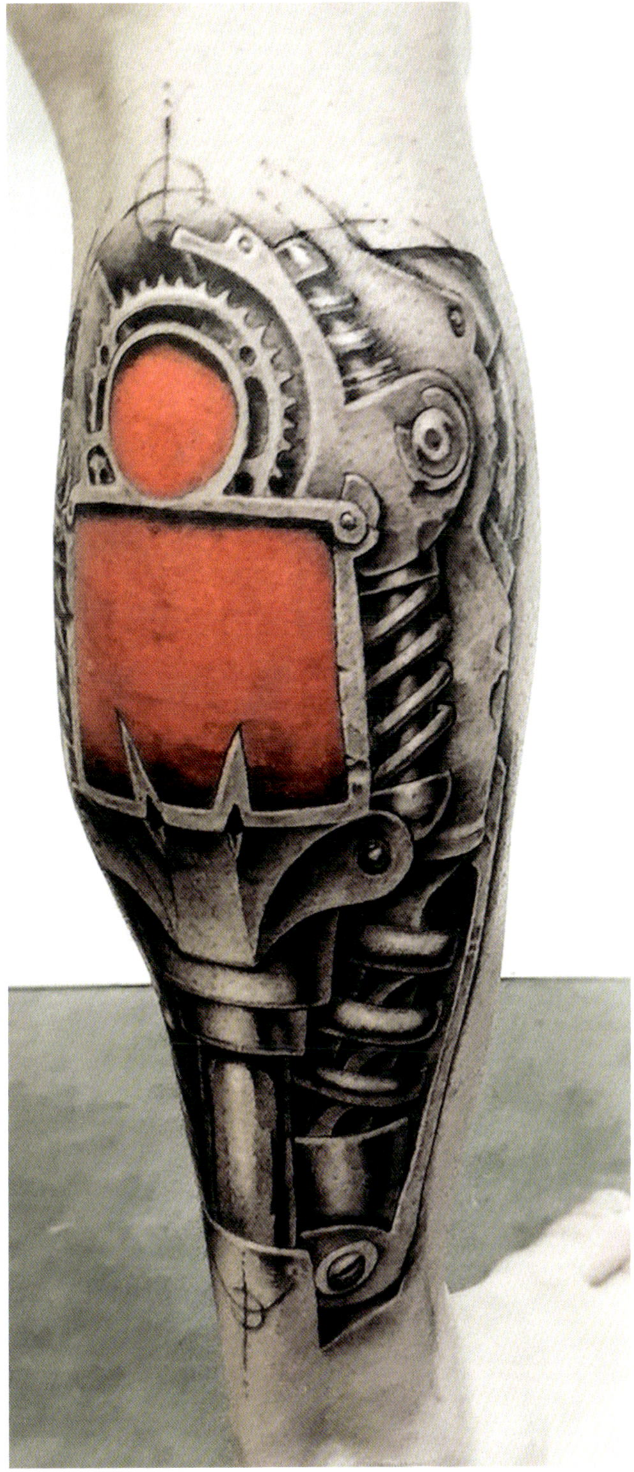

Exemple d'intégration du logo de l'Ironman (triathlon) dans mon univers mécanique sur un mollet

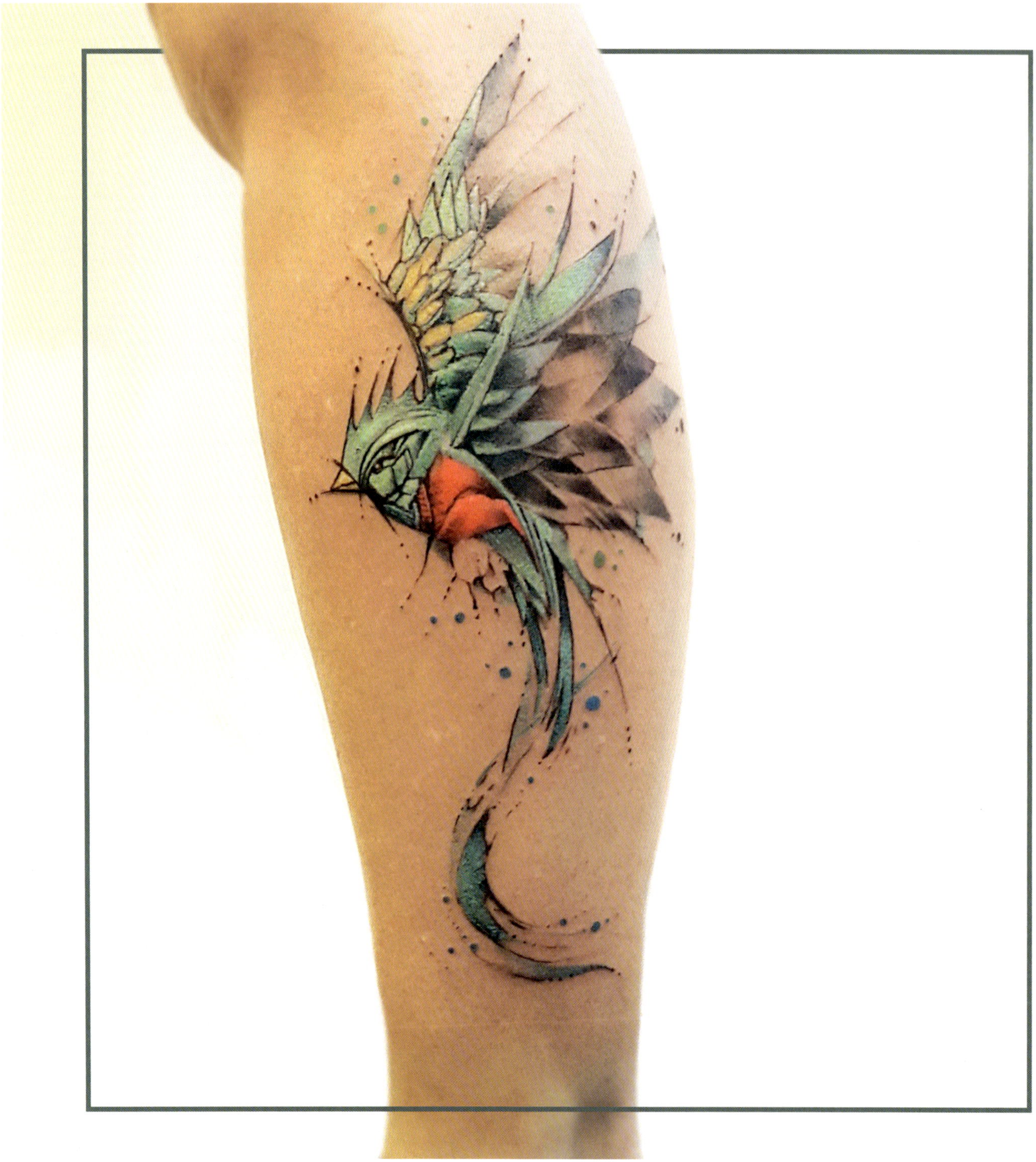

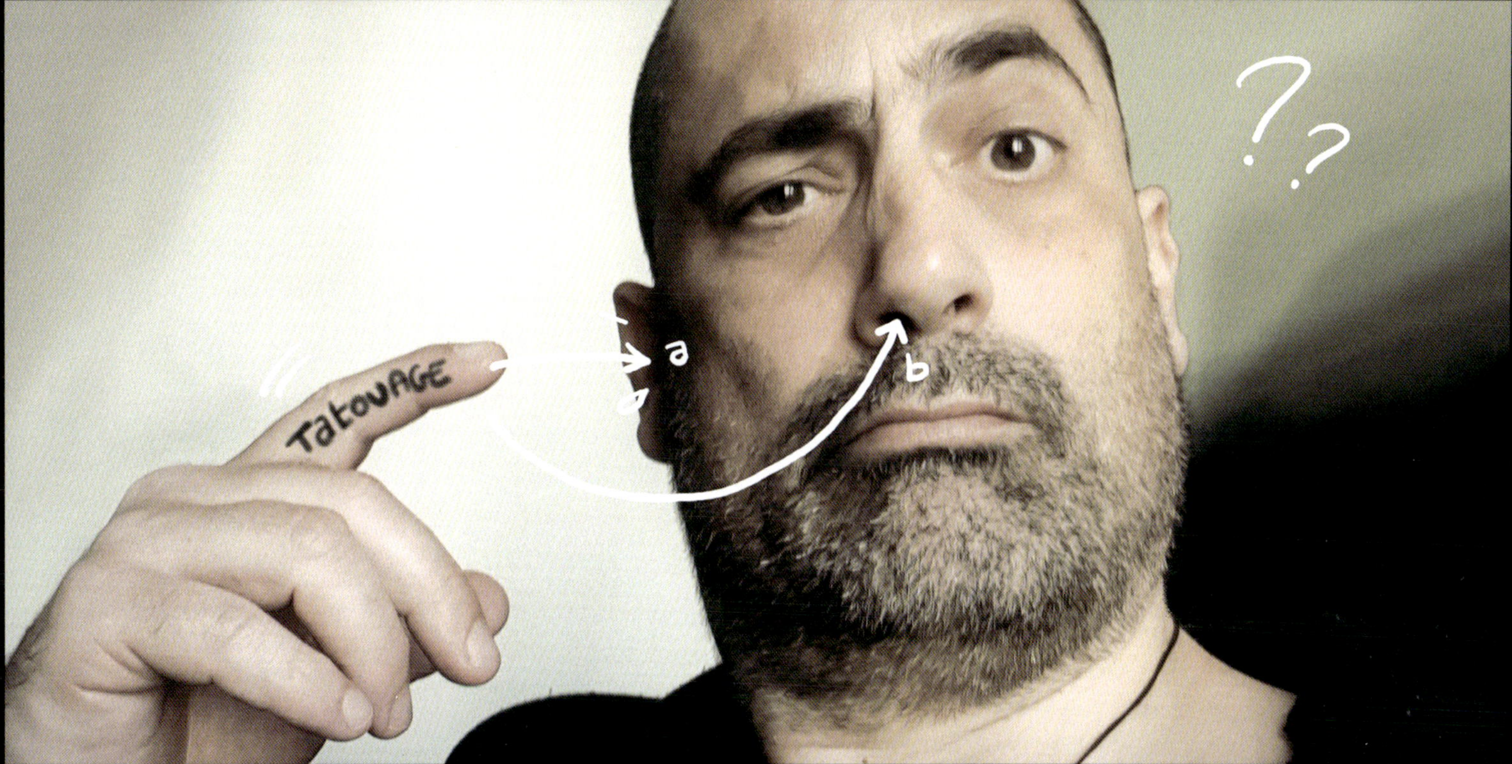

L'INTÉGRATION DU TATOUAGE

INTÉGRATION GRAPHIQUE

Dans un souci de cohérence esthétique, il faut veiller à intégrer les sujets à une perception globale du corps du tatoué. La cohérence graphique qui sera ensuite liée au respect de l'anatomie est le premier travail de composition.

Le tatouage doit selon moi toujours être intégré au corps. C'est-à-dire qu'il faut éviter de penser le sujet seul et d'ombrer les contours uniquement dans le but de valoriser le travail fait. Il faut penser à ce qu'il donne comme impression vu de loin et sous tous les angles. L'intégration du tatouage doit également prévoir une continuation éventuelle du tatouage avec un autre sujet. Mais même dans le cas où il restera seul sur le corps, il doit donner l'impression de se prolonger au-delà du sujet.

Mais l'intégration d'un tatouage n'est pas nécessairement complexe. Il peut s'agir de petits éléments, des lignes, des cercles, des taches, qui permettent au sujet de se « diffuser » légèrement sur la peau. L'intégration assure un résultat plus harmonieux.

Exemple de tatouage trop autonome, et de tatouage qui permet le lien

A. : Modèle de bélier à tatouer avec un fond sombre en dégradé. Ce fond est une erreur, s'il permet de bien faire ressortir les lumières du tatouage, il est disgracieux et ressemblera à une tache vu de loin car il ne s'intègre pas au corps.

B. : Proposition d'intégration du tatouage permettant une suite possible, dans le style du tatoueur.

C. : Hypothèse de continuité du tatouage.

A.

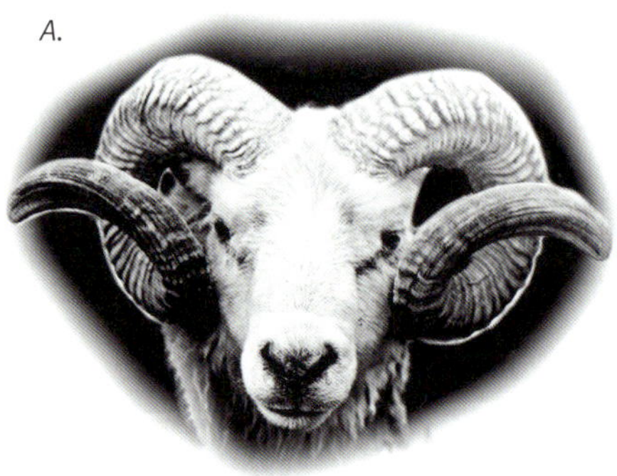

B.

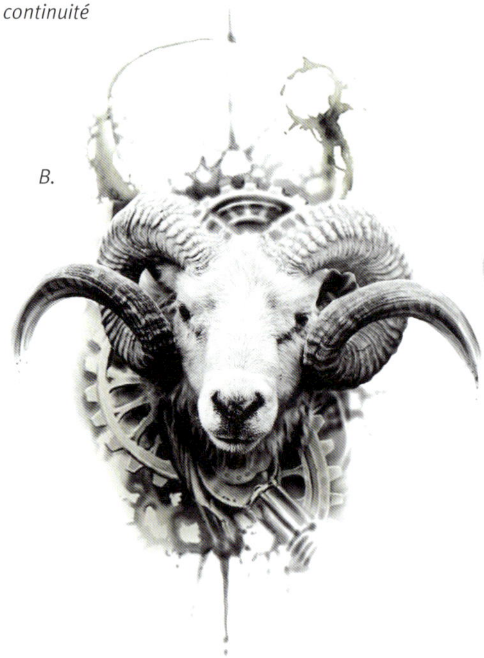

C.

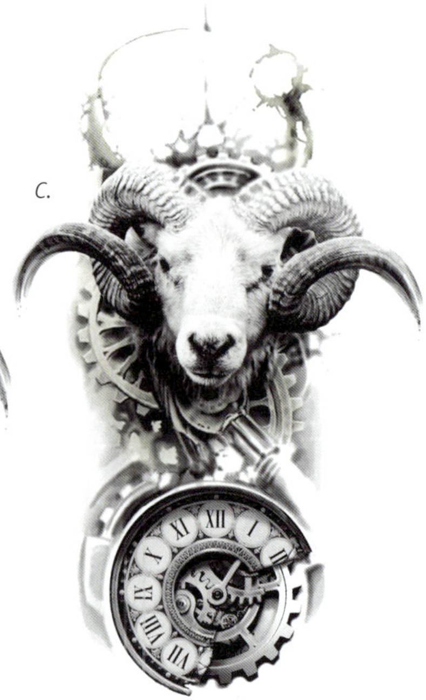

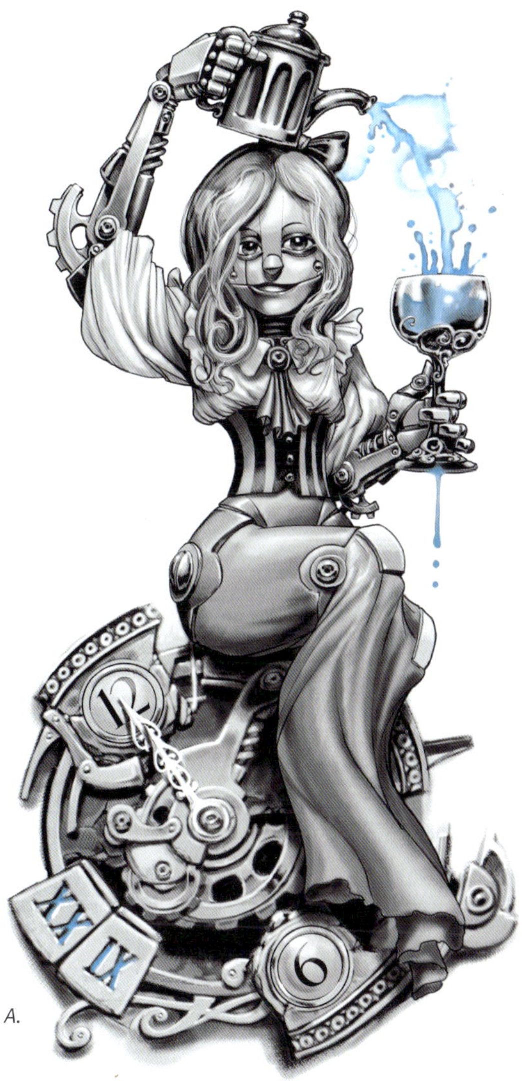

A.

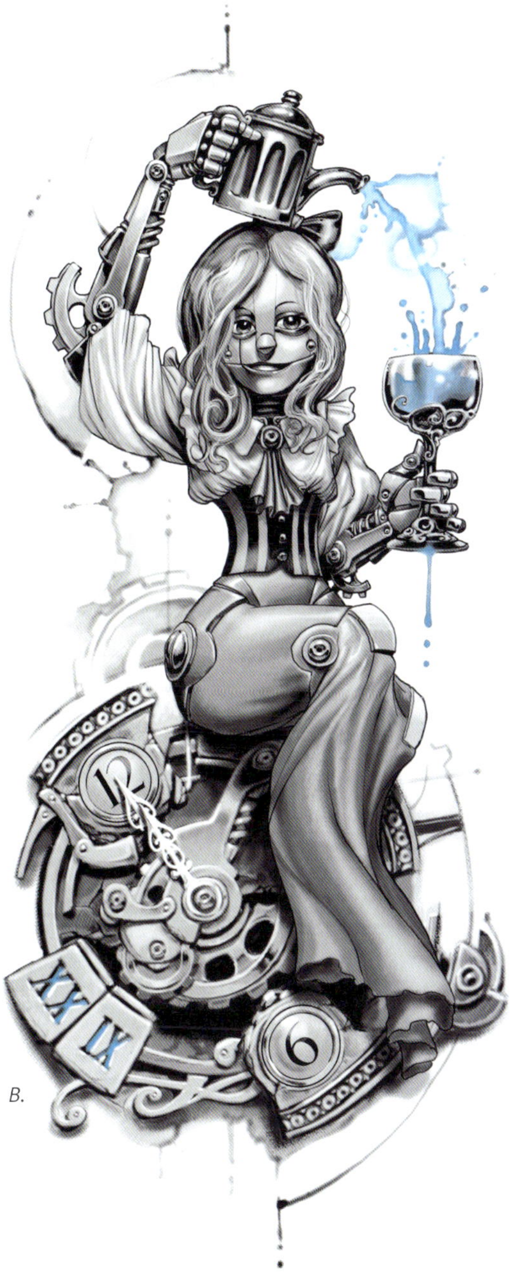

B.

*Dans cette représentation d'*Alice aux pays des merveilles *dans mon univers personnel, le sujet seul (A.) s'intégrera difficilement au corps qui le porte. Les quelques ajouts graphiques permettent ici (B.) de donner des indications de verticalité avec un axe vertical légèrement évoqué en haut et en bas, mais également une dilution progressive des contrastes dans la peau. On élimine le côté « décalcomanie » du simple tatouage, et on donne des repères visuels esthétiques sous tous les angles. Par ailleurs, si ce tatouage est situé de l'épaule au coude par exemple, on peut souligner les zones principales anatomiques avec ces ajouts.*

Lorsque vous avez le projet d'un tatouage qui regroupe plusieurs symboles, prenons l'exemple d'un signe astrologique (le lion, par exemple), mais aussi des éléments de vie (un sablier ou une montre avec une heure précise, ou autre idée qui résume un fait important), une renaissance (un Phénix ou autre chose qui pourrait symboliser cette renaissance), ou un hommage à l'être aimé (un prénom ou un objet appartenant à cette personne), et puis d'autres choses diverses (des fleurs ou une plante ayant un sens précis), il est important de « prioriser » les sujets. En effet, un tatouage dont tous les éléments ont une importance égale sera indéchiffrable. Il doit y avoir le sujet principal, et les autres sujets doivent devenir des compléments qui agrémentent le projet. S'il y a deux sujets forts qui ont une importance similaire, alors il faut travailler chaque idée indépendamment sur des zones différentes du corps. Le tatouage se pense comme un bijou ornemental et comme un totem symbolique. Sa construction est élaborée pour un regard extérieur. La plupart des gens qui verront le tatouage n'auront pas le temps de le détailler, ils en auront une impression instantanée. On me dit régulièrement cette phrase : « Ce n'est pas grave, je le fais pour moi. » Et alors ? En quoi ceci empêche-t-il de se soucier de l'harmonie pour le regard des autres ?

Voici un exemple de priorisation des symboles. L'horloge est le sujet principal, le symbole de l'eau et les initiales sont secondaires.

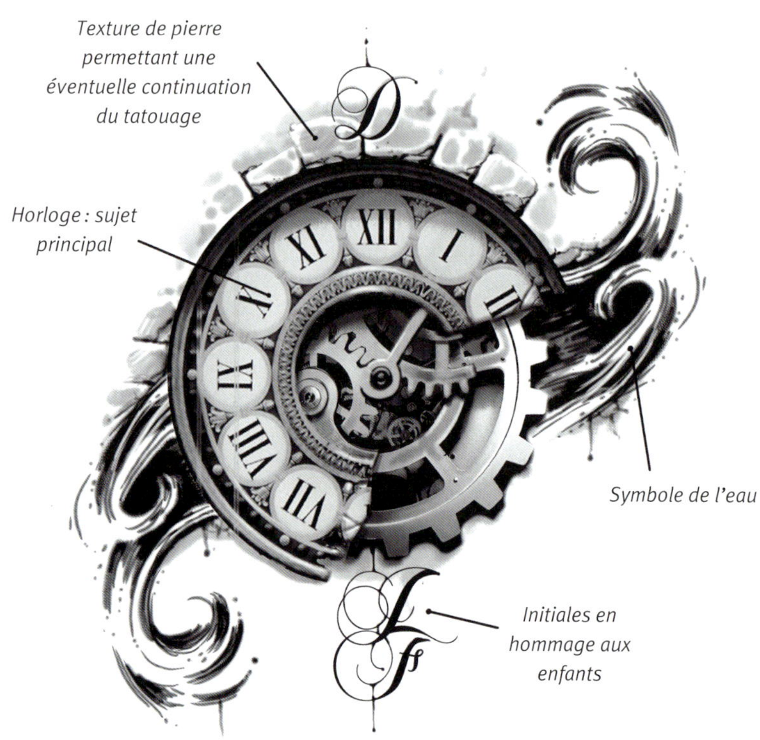

Le style « taches d'encre » et la texture pierre permettent d'envisager une continuation du projet avec un autre sujet qui s'intégrera facilement.

IL EST IMPORTANT DE « PRIORISER » LES SUJETS

INTÉGRATION ANATOMIQUE

Une fois l'intégration graphique du sujet définie, il faut la composer en s'appuyant sur les axes anatomiques naturels du corps du tatoué. Selon la zone à tatouer, il y a des muscles, des os, des plis, des torsions du corps, et une « visibilité » différente au quotidien. J'ai établi quelques règles fondamentales à ce sujet.

Le tatouage est avant tout, à mes yeux, un ornement. C'est-à-dire qu'il est là pour habiller le corps. Il est important que la peau ne soit pas juste un panneau d'affichage, mais que le projet soit pensé en fonction de la zone de tatouage, de la forme du corps, de la sensibilité de la personne qui le porte. Il faut aussi penser aux mouvements du corps. Le tatouage doit accompagner les torsions et la dynamique anatomique. Il peut également entrer en rupture avec les lignes du corps, mais il faut que ça soit volontaire et calculé. Par exemple, si une fille porte un pull au col large qui tombe sur une épaule, c'est joli, car ça valorise cette zone malgré le fait que le pli du vêtement soit au mauvais endroit. C'est la même chose pour le tatouage : casser les lignes naturelles va parfois les valoriser. Mais ça s'étudie.

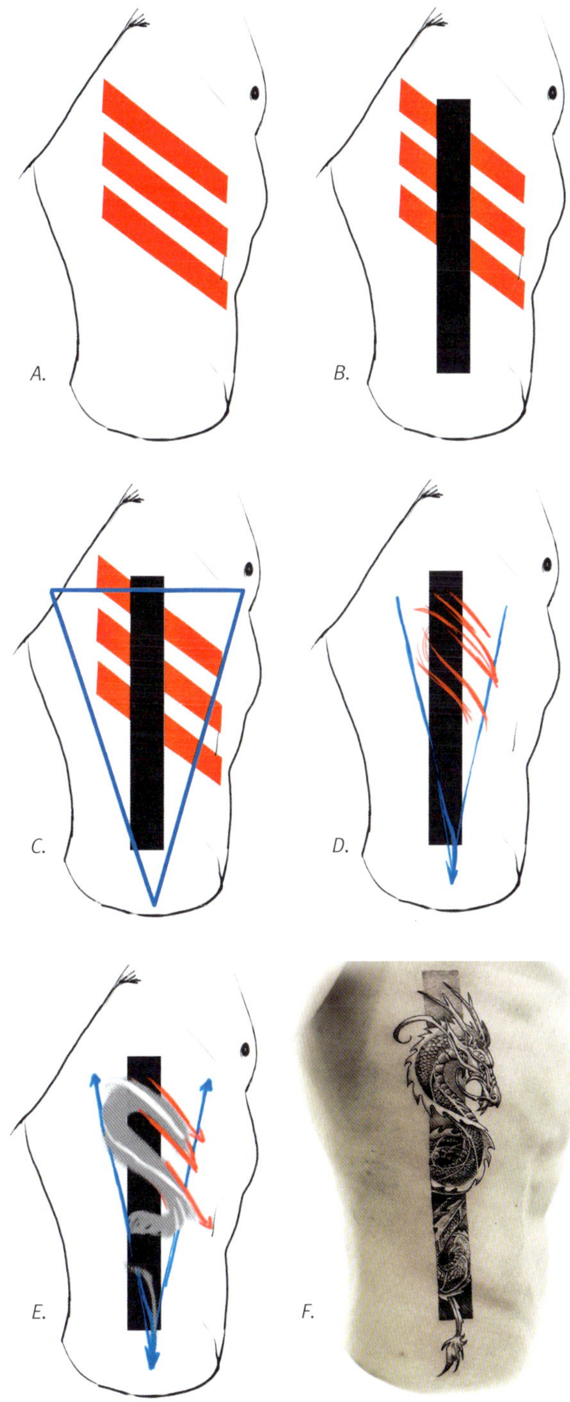

Le rectangle vertical qui définit la zone du tatouage ne respecte pas les lignes du corps, il trace juste une bande verticale. À partir de là, le sujet dans la zone doit s'insérer aux contraintes anatomiques.

A. : Lignes naturelles des côtes

B. : Zone du tatouage

C. : Forme de la zone du corps

D. : Création des repères de l'esquisse en fonction du mouvement des côtes et de la forme du corps

E. : Création des volumes dans cet espace

F. : Tatouage fini

Le dos, pour sa part, n'est pas une zone homogène, il faut découper son projet en fonction des parties « stables » et « instables ». Le haut du dos, en partant de la nuque et de l'arrière des épaules jusqu'au bas des omoplates, est une zone plutôt fixe. Elle est donc propice au placement des sujets principaux du tatouage. Mais la zone entre les omoplates et les reins est « suspendue », c'est à dire que la peau ne repose pas sur les os. Donc elle y est très élastique, toujours en torsion et mouvements. Ce n'est pas une zone propice aux sujets principaux, je conseille même d'éviter les formes trop strictes ici. Il vaut mieux y travailler les finitions du sujet qu'on positionnera en haut, et s'en servir comme lien ornemental avec les hanches et le bassin, toujours en harmonie avec la forme du corps. La zone des reins est plus stable, mais je ne considère pas que ça soit une « zone principale de tatouage » à proprement parler (peut-être parce qu'on y a trop vu ces horribles « tribals » des années 1980). Je travaille sur les reins des projets ornementaux qui partent soit dans la direction du dos, soit vers les hanches et les jambes. J'y évite les sujets trop « fermés », par contre le végétal, les formes fluides ou abstraites fonctionnent plutôt bien.

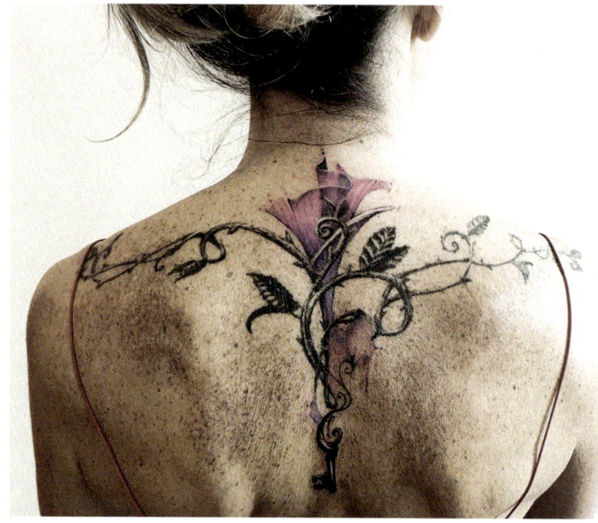

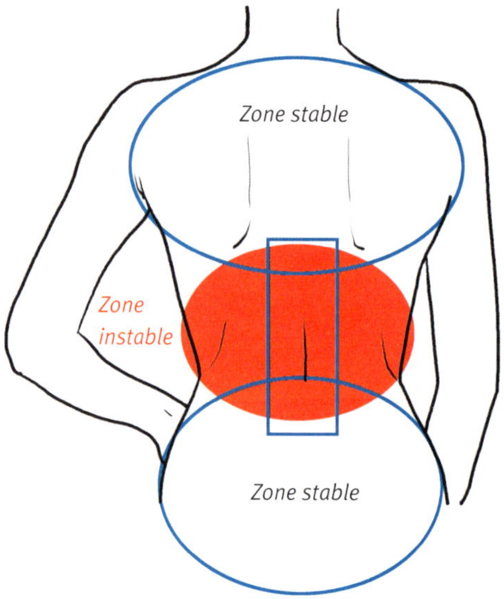

Différentes zones du dos. Le long de la colonne, on trouve une zone à la fois stable et pourtant très déformée par les mouvements (surtout en bas), cette zone permet un travail plus précis que la zone instable, mais reste peu propice aux sujets fermés.

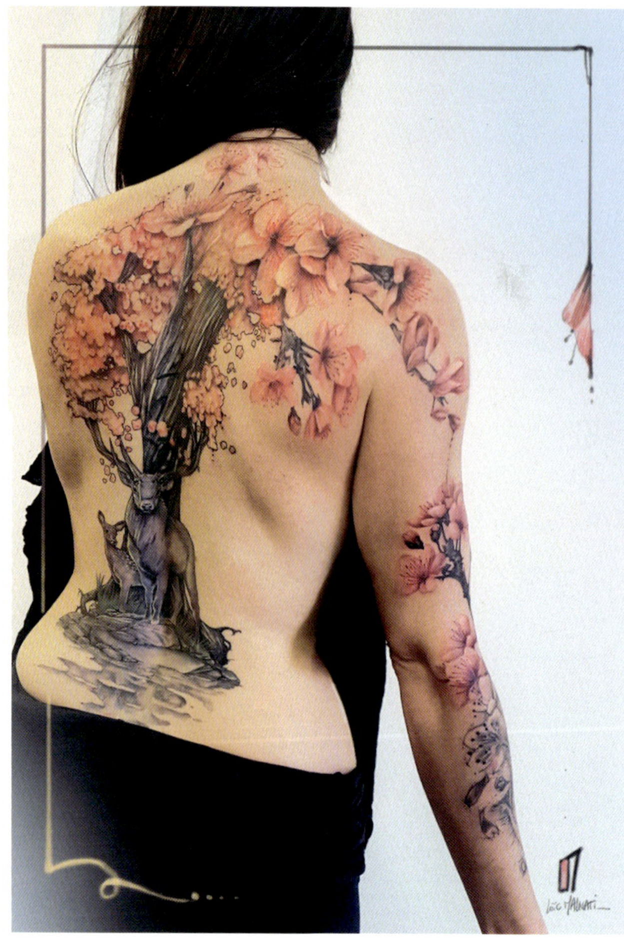

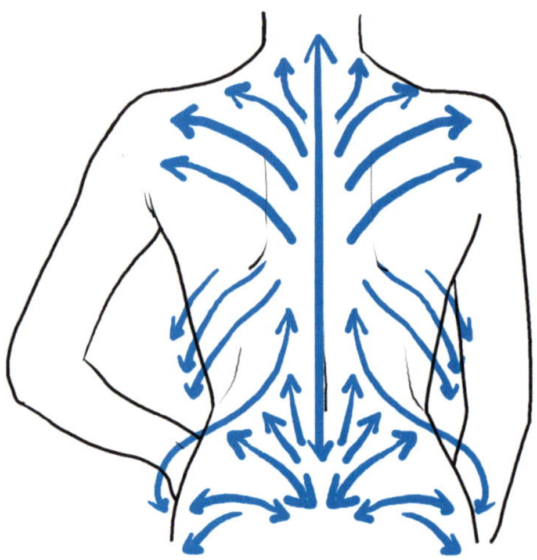

Différentes dynamiques sur lesquelles s'appuyer pour structurer sont projet de tatouage dans le dos. Sur les côtés, il faut toujours penser au mouvement en biais plongeant des côtes flottantes.

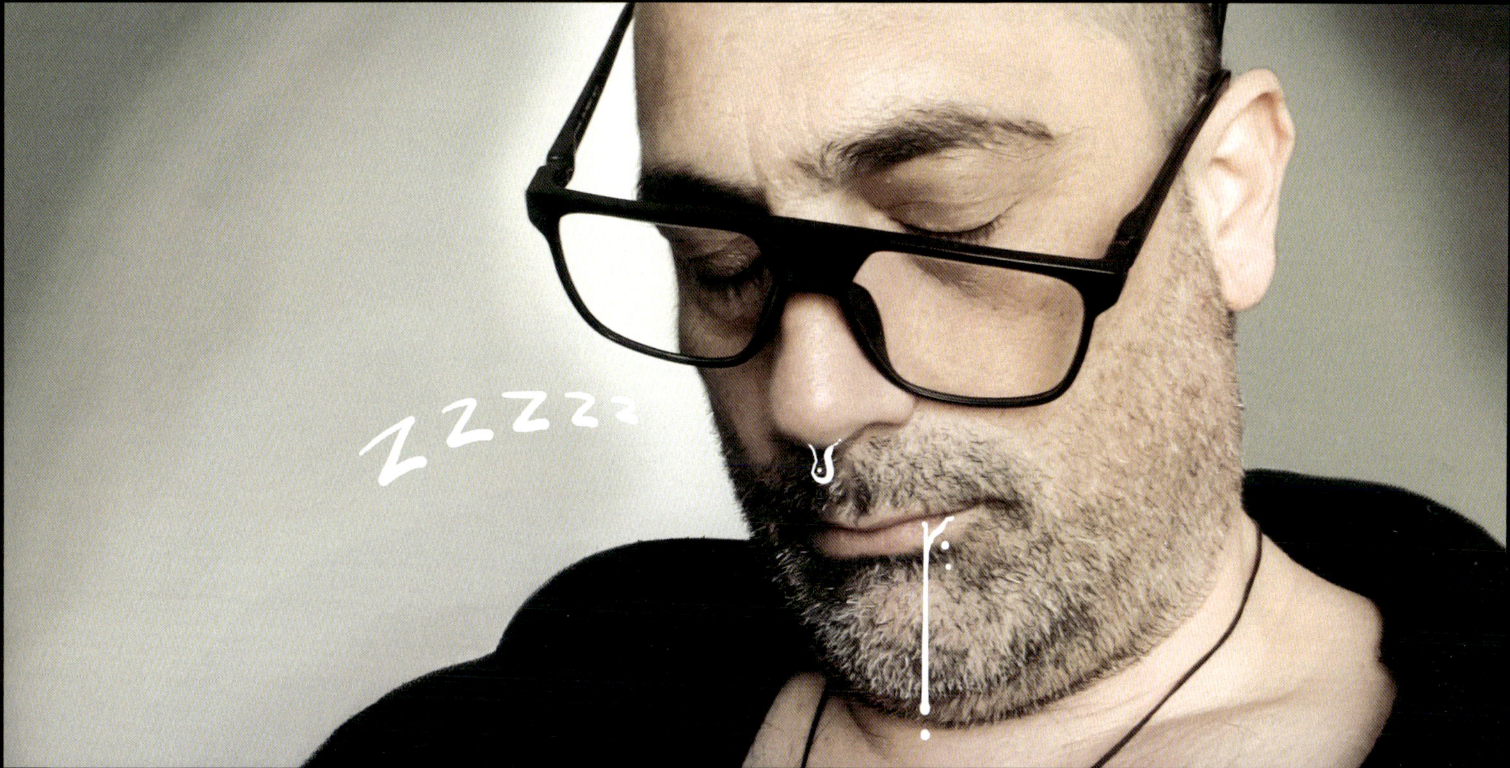

ZONES DE TATOUAGE ET ZONES DE LIENS

Il faut éviter d'avoir plus d'un sujet principal par zone. Je considère par exemple qu'il y a cinq zones principales sur un bras : épaule, extérieur biceps/triceps, intérieur biceps/triceps, intérieur avant-bras, extérieur avant-bras. Le reste constitue les zones de liens.

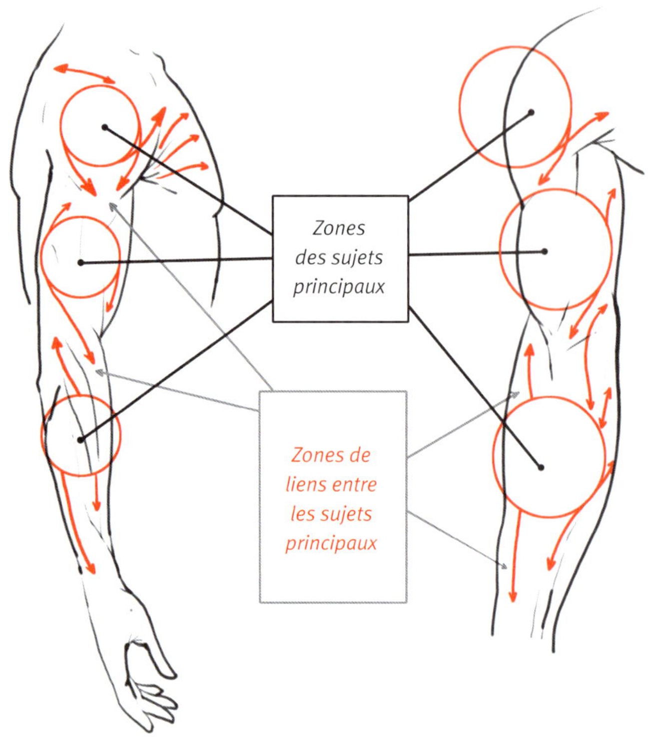

Mais cinq zones ne signifie pas forcément cinq sujets principaux, on peut faire un seul sujet sur tout le bras. Cependant, les parties importantes du tatouage doivent coïncider avec les zones principales. Il faut également penser que lorsqu'on porte un tee-shirt qui coupe le bras à mi-biceps, la partie qui dépasse doit être suffisamment structurée pour être jolie en soi. La fin d'une ombre dans cette zone n'a aucun sens, et passera juste pour une tache disgracieuse. Idem pour le bas de l'avant-bras, vers le poignet. Si une manche se relève, ce qui apparaît doit être joli. Il faut donc prévoir des petites intentions pour ces endroits.

Ceci est valable pour toutes les parties du corps : sur une jambe, il faut penser à ce qui dépasse d'un short ou d'une jupe, en bas du pantalon... Les zones visibles du corps selon les vêtements sont également des informations importantes. Lorsqu'on ne voit qu'une partie du tatouage au quotidien, ça doit tout de même être joli. On ne peut pas se contenter d'un bout d'ombre qui dépasse étrangement, c'est disgracieux.

La connaissance des zones principales de tatouage n'est pas dogmatique, on peut tout à fait tatouer un projet en dehors de ces zones, mais on doit le faire en connaissance de cause. Cela signifie qu'un tatouage sur le triceps et

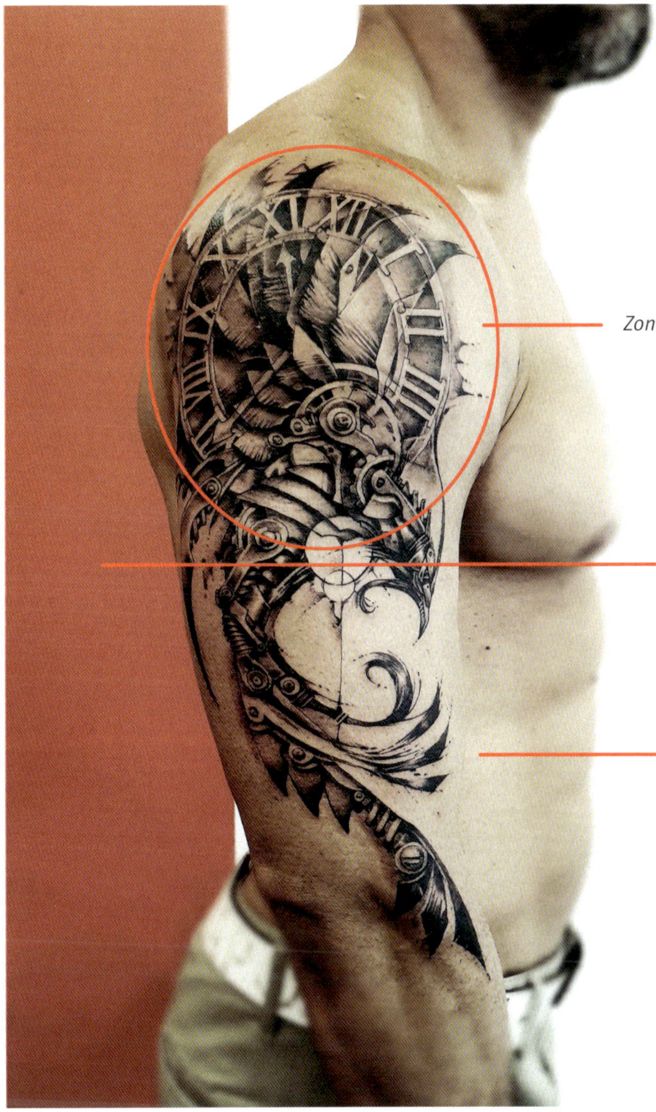

Zone de l'épaule

Coupure du tee-shirt

Partie ornementale qui occupe la zone biceps/triceps extérieure et zones de liens. Le mouvement est appuyé sur les muscles triceps, brachial et radial.

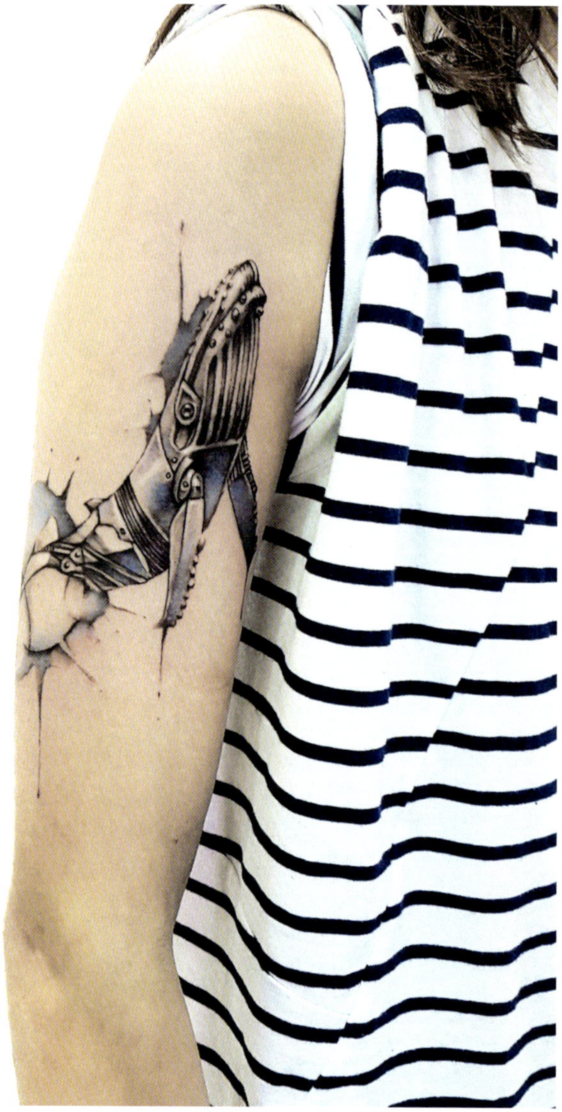

l'arrière de l'épaule, par exemple, traverse deux zones. Donc il sera compliqué plus tard de tatouer un autre sujet sur le reste de ces zones sans rendre le tatouage illisible et incohérent. C'est très beau de casser les codes, mais on ne peut plus revenir en arrière. Ce qui rend esthétique cette « transgression », c'est que le tatouage trône seul dans les zones qu'il traverse. Sinon, on perd sa qualité ornementale et donc une grande partie de sa qualité générale.

Ce tatouage est situé sur une zone de lien entre l'épaule et la face externe biceps/triceps. De plus, il est volontairement dans un mouvement inverse aux fibres musculaires du triceps qui plongent vers le bas. Ce genre de travail qui vient couper toutes les lignes est valorisé parce qu'il est seul sur le haut du bras. Il traverse les lignes du corps de façon insolente, mais il empêche partiellement d'ajouter un autre sujet fort entre le coude et l'épaule sans prendre le risque de casser sa valeur esthétique. On peut cependant travailler « l'intégration » de cette baleine en haut et en bas avec des éléments graphiques, mais la baleine devra rester le seul vrai sujet du tatouage entre le coude et l'épaule.

De même, un tatouage dans une zone de lien joue le rôle de lien anatomique. Pourquoi pas : il décore l'espace entre deux groupes de muscles ; c'est intéressant s'il reste seul. Si les zones principales deviennent les supports d'autres tatouages, le premier deviendra alors une « fausse note » dans la vision globale. Il faut prendre en compte cela dans le choix de l'emplacement de son tatouage.

On peut également inverser le principe, en considérant les zones de liens comme les zones principales, et inversement. Tout est possible, c'est intéressant, il faut juste avoir conscience de ce que l'on fait.

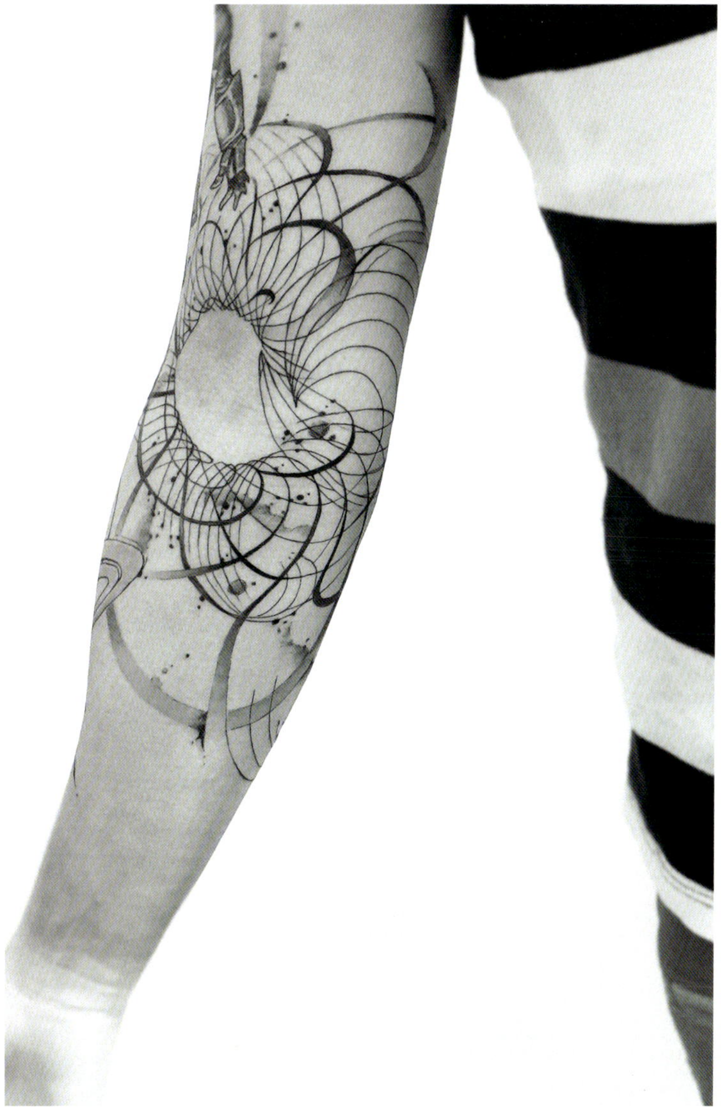

Ce tatouage entoure et valorise une zone de lien entre le biceps et l'avant-bras. Il vient manger sur les deux zones. Il interdit donc de créer un sujet fort sur chaque zone en haut et en bas, sous peine de détruire sa valeur esthétique. Ou alors, il oblige à appliquer le même principe aux autres sujets : ils devront se situer sur les zones de liens ou à proximité (bas de l'avant-bras, haut du biceps ou sous l'épaule).

TOUT EST POSSIBLE, IL FAUT JUSTE AVOIR CONSCIENCE DE CE QUE L'ON FAIT

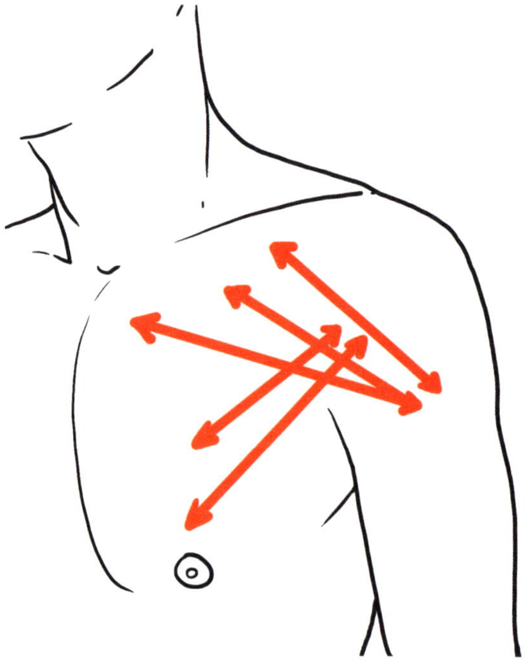

Mouvement des faisceaux de muscles du pectoral à l'épaule

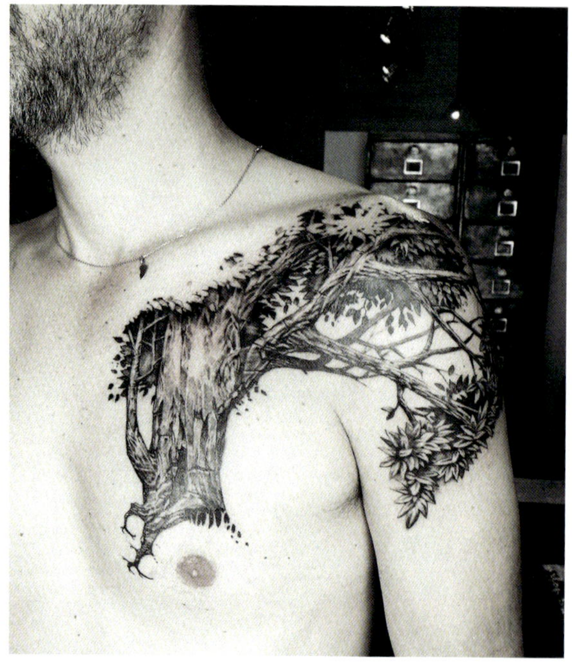

Tatouage d'arbre qui prend appui sur la structure musculaire

À l'intérieur des zones principales, il y a des « sous-zones » qui dépendent du groupe de muscles. L'épaule est constituée de trois faisceaux verticaux qui se rejoignent au milieu extérieur du haut du bras entre le biceps et le triceps. Ces trois faisceaux sont dans la continuité des faisceaux du pectoral. Le sens de ces fibres musculaires donne l'indication du mouvement, et le tatouage doit s'appuyer là-dessus, ou tout du moins le prendre en compte dans sa composition.

LES ZONES SELON LE MESSAGE

Le message du tatouage peut jouer un rôle dans le choix de son emplacement sur le corps. Par exemple un message intime peut se situer à l'intérieur du biceps ou sur les côtes, c'est-à-dire dans des zones moins visibles. Attention tout de même à ne pas confondre intime et sexy, le prénom de sa grand-mère situé sur la crête iliaque et plongeant vers le pubis sera forcément d'un goût douteux (ça arrive, si si !).

Le haut du dos et le *chest* (cage thoracique) sont des zones de revendication ou d'affichage pour des messages forts, mais pas seulement, on peut tout à fait tatouer un projet ornemental à ces endroits. Le bras est la zone la plus visible (en dehors du cou et du visage, évidemment) : il faut y construire des projets très harmonieux. Il peut y avoir des messages, mais ce qu'on doit voir en premier, c'est la qualité de la composition, à mon sens. Pour cela, je le redis : il faut « prioriser » les messages.

LE MESSAGE DU TATOUAGE PEUT JOUER UN RÔLE DANS LE CHOIX DE SON EMPLACEMENT SUR LE CORPS

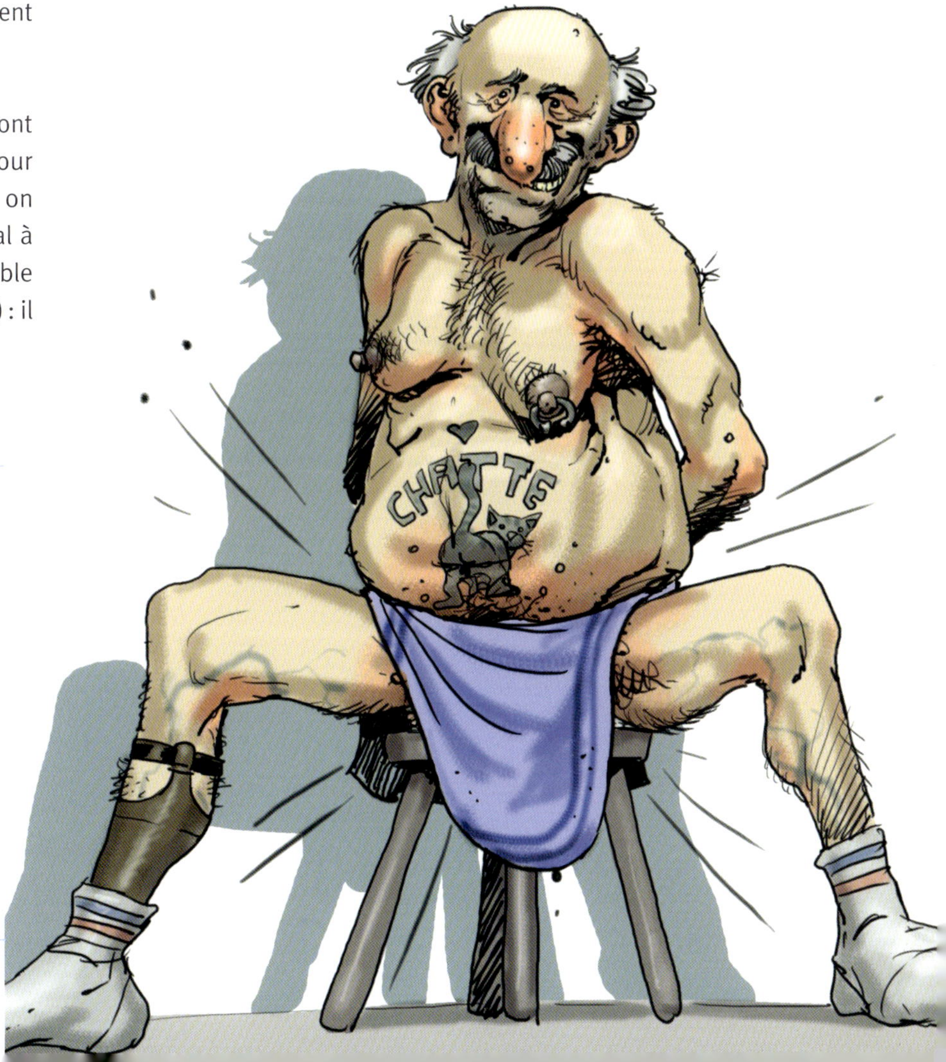

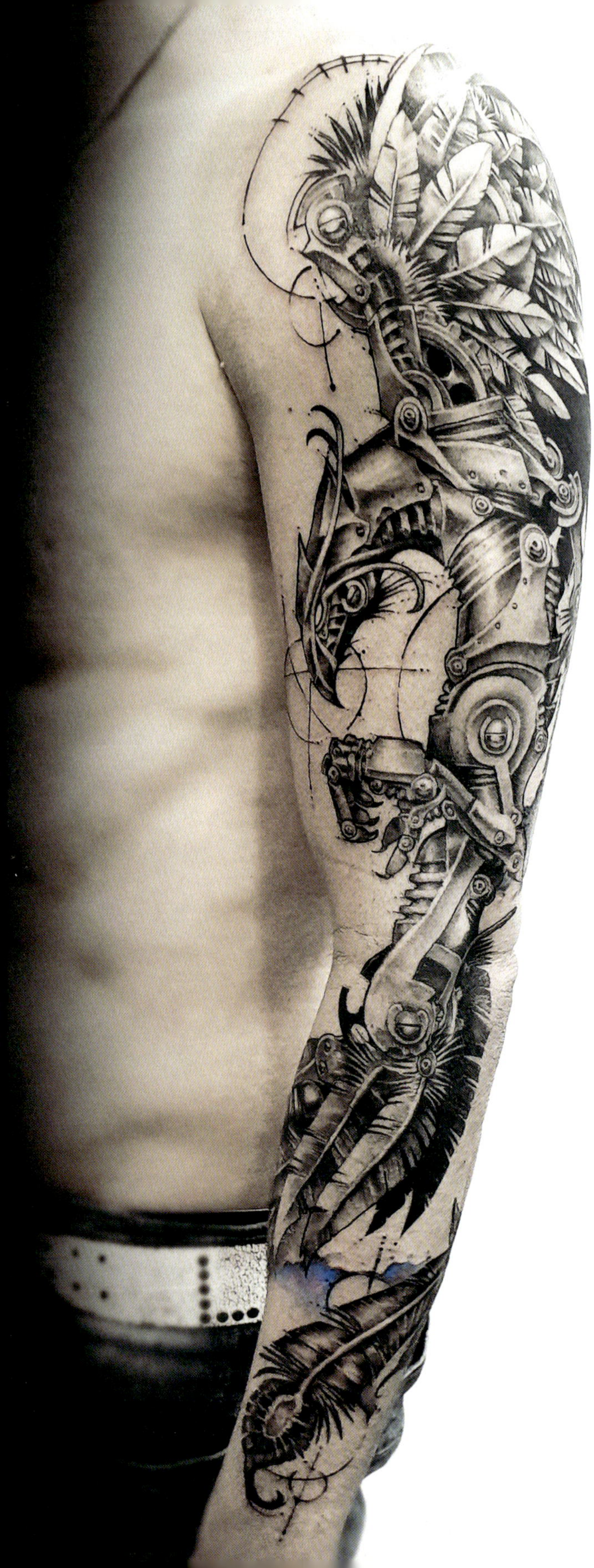

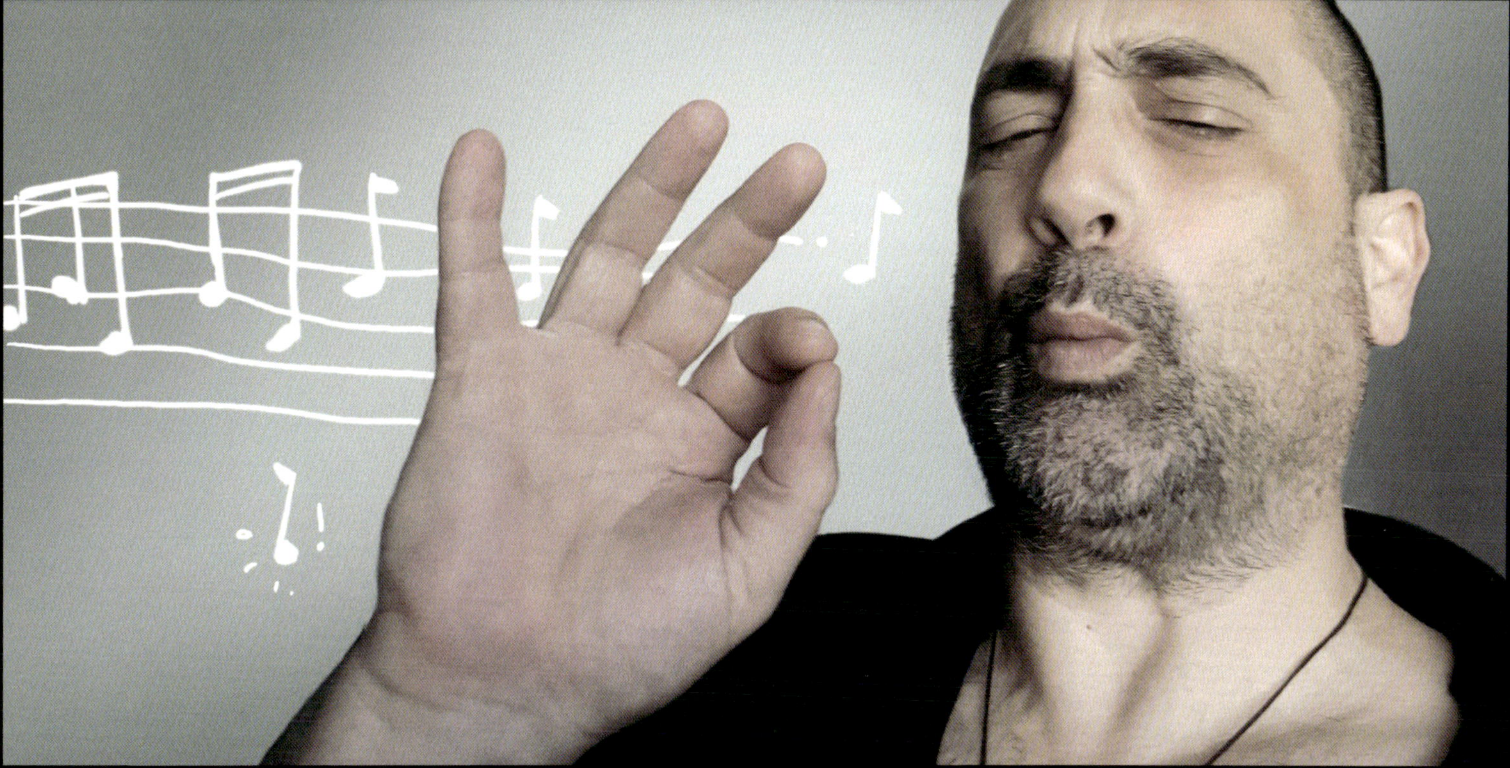

LA COMPOSITION

La composition d'un tatouage dépend donc des zones principales, du style graphique et du message.
Le style graphique du tatouage impose forcément une certaine structure. On ne va pas composer de la même façon un mandala et un décor. Le mandala est une figure fermée, il peut se situer en pleine zone principale ou à cheval sur deux zones (en gardant en tête les contraintes que cela implique). Il peut être judicieux de lui ajouter des excroissances pour l'intégrer à l'anatomie et tracer des directions qui soulignent le mouvement du corps. Ces excroissances peuvent aussi servir de base pour une continuation du projet plus tard.

Le décor, par contre, devrait idéalement s'appuyer sur l'anatomie. Comme je l'ai déjà dit, la peau n'est pas un panneau d'affichage : je déconseille de travailler en tatouage comme sur une toile. Ça donne souvent des résultats désastreux. Le tatouage peut tout à fait être un espace intérieur avec une profondeur, mais son premier rôle est d'être vu de l'extérieur à une certaine distance. C'est sous cet angle qu'il doit être conçu en premier lieu.

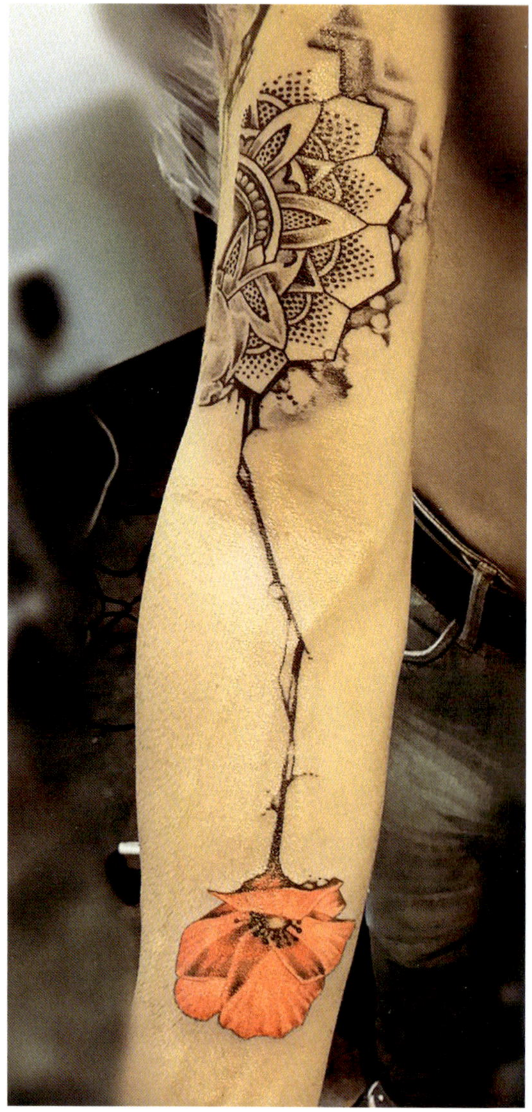

Mandala avec une excroissance graphique reliant un coquelicot

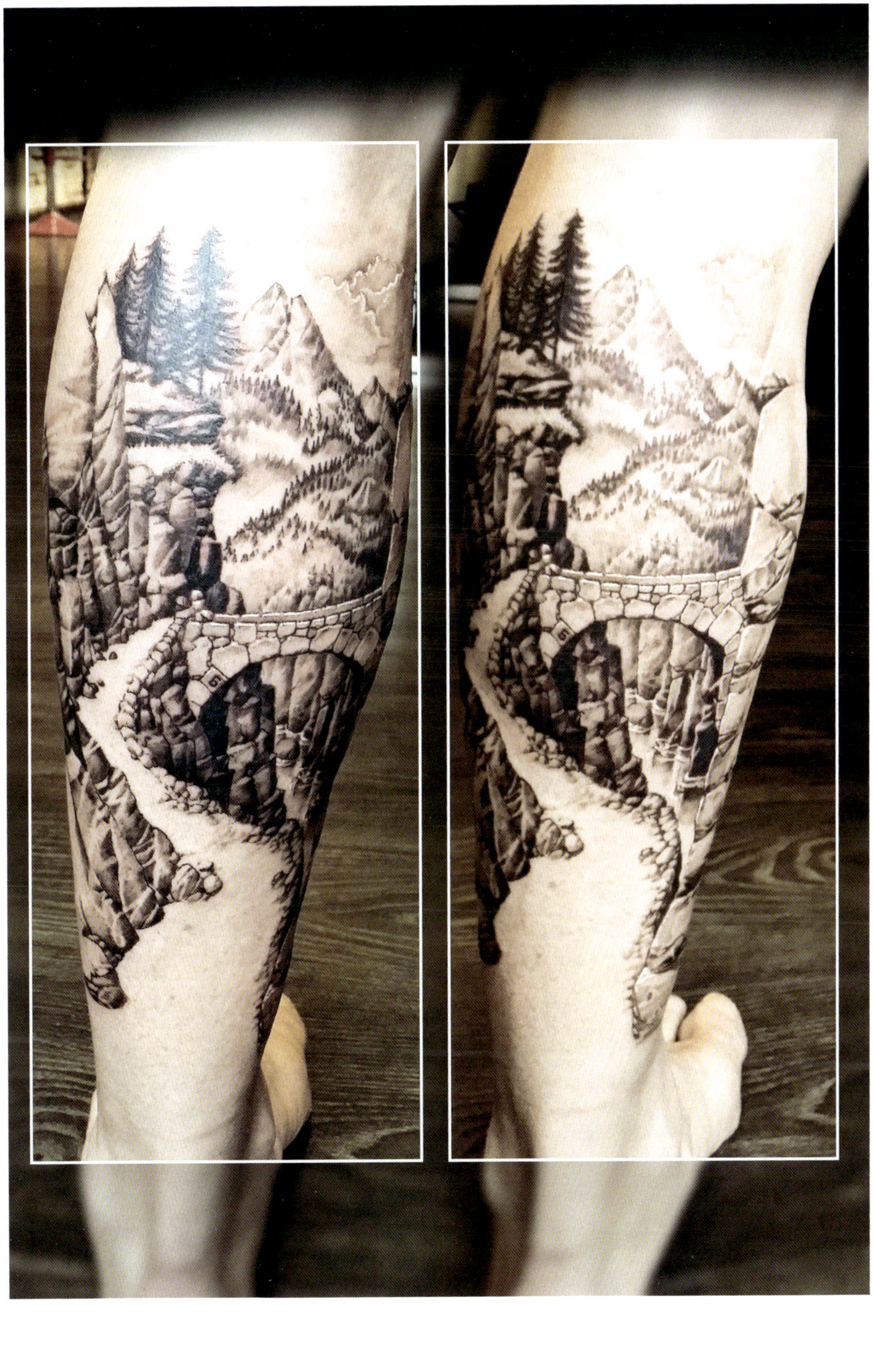

INTÉGRER LA COMPOSITION À L'ANATOMIE ET TRACER DES DIRECTIONS QUI SOULIGNENT LE MOUVEMENT DU CORPS

Ce tatouage part en profondeur dans la jambe depuis le tendon d'Achille. À mesure que le sentier diminue, le décor s'élargit, divisant la zone en deux, comme les muscles du mollet.

Autre écueil qu'il faut impérativement éviter, les éléments qui composent le tatouage ne doivent pas intervenir sur un élément de décor derrière eux, c'est illisible. Le tatouage ne raconte pas, il démontre. Ce n'est pas une illustration, c'est un totem ornemental.
Je suis d'ailleurs plutôt réticent au sujet des tatouages « trompe l'œil » dans le genre de la peau déchirée qui laisserait apparaître des choses en dessous. Si ces projets sont toujours étonnants en photo, ils vieillissent mal, les contrastes diminuant avec le temps, et ils sont souvent de mauvaise qualité ornementale : une fois l'effet d'optique disparu, ils n'ont plus aucun intérêt, au contraire. Cependant, il y a une règle fondamentale à respecter, selon moi : il faut toujours éclairer son image du dessus, comme l'est le corps qui porte le tatouage en plein jour en extérieur. Tous les ombrages doivent être pensés dans le sens de l'éclairage moyen quotidien. De cette façon, le plus souvent, il sera en cohérence avec le corps qui le porte. Le tatouage résonne avec l'anatomie et le monde autour.

Il est important de ne pas focaliser lorsqu'on crée un modèle de tatouage, il faut sans arrêt prendre du recul pour s'assurer que le style global n'est pas parasité par les détails. Il va de soi que le style impose une composition : une flèche géométrique ne peut pas être courbe, il est inutile de développer ce point plus avant ; cela dépend de la sensibilité artistique de chaque tatoueur.

Il est important de ne jamais oublier qu'en tatouage, la lumière principale est la peau, même lorsqu'on met du blanc, ce dernier s'estompant beaucoup dans le temps. On arrive rarement à faire plus clair que la pigmentation de la peau. La lumière, c'est également le volume, l'ombre la profondeur. C'est comme ça que le tatouage résonne avec son environnement. Ce n'est pas une règle de dessin ni de peinture. On peut tout à fait peindre un œuf noir au premier plan d'un décor ensoleillé, mais en tatouage, il vaut mieux éviter. L'œuf noir sera lu inconsciemment comme un trou, à cause de la résonance du visuel sur son

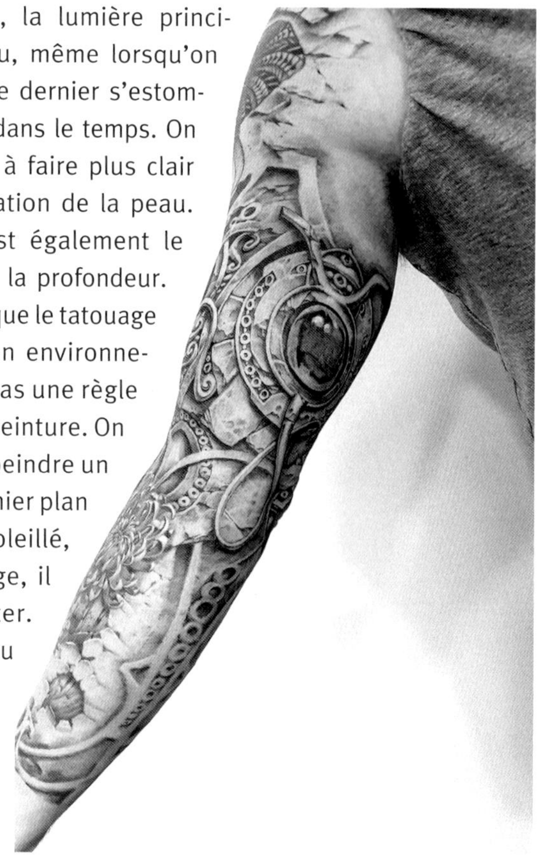

Tatouage dans une texture en pierre avec un éclairage venant du haut comme la lumière naturelle, ce qui accentue l'aspect trompe-l'œil et intègre le visuel à son environnement.

environnement. Il faut se méfier de ces tatouages qui sont des performances techniques qui justement ne respectent pas cette règle. Encore une fois, une photo en gros plan montrera un travail de tatoueur-illustrateur parfois brillant, mais porté sur le corps, ça sera juste une tache disgracieuse. Le talent de dessinateur c'est bien, mais il y a des règles préalables à respecter.

Si la lumière, c'est le volume, lorsqu'on veut valoriser une musculature, on le fait en éclairant les muscles. Ce sont les zones claires qui les valorisent. Si on tartine de noir le biceps, on le fait disparaître. Tout est relatif: si tout le reste du bras est très sombre, la moindre lumière est valorisée. Mais les zones les plus visibles, qui donc paraissent plus volumineuses, seront toujours les plus claires. C'est pourquoi la plupart des gens aiment les tatouages où le sujet est plus clair que le reste, voire traversé par des espaces vides. Ce rendu en «négatif» est toujours séduisant. D'ailleurs souvent, dans le tatouage polynésien, ce qui est le plus beau, ce ne sont pas les zones tatouées, mais les zones de peau sans encre.

Mais ceci est valable surtout pour les gros tatouages.

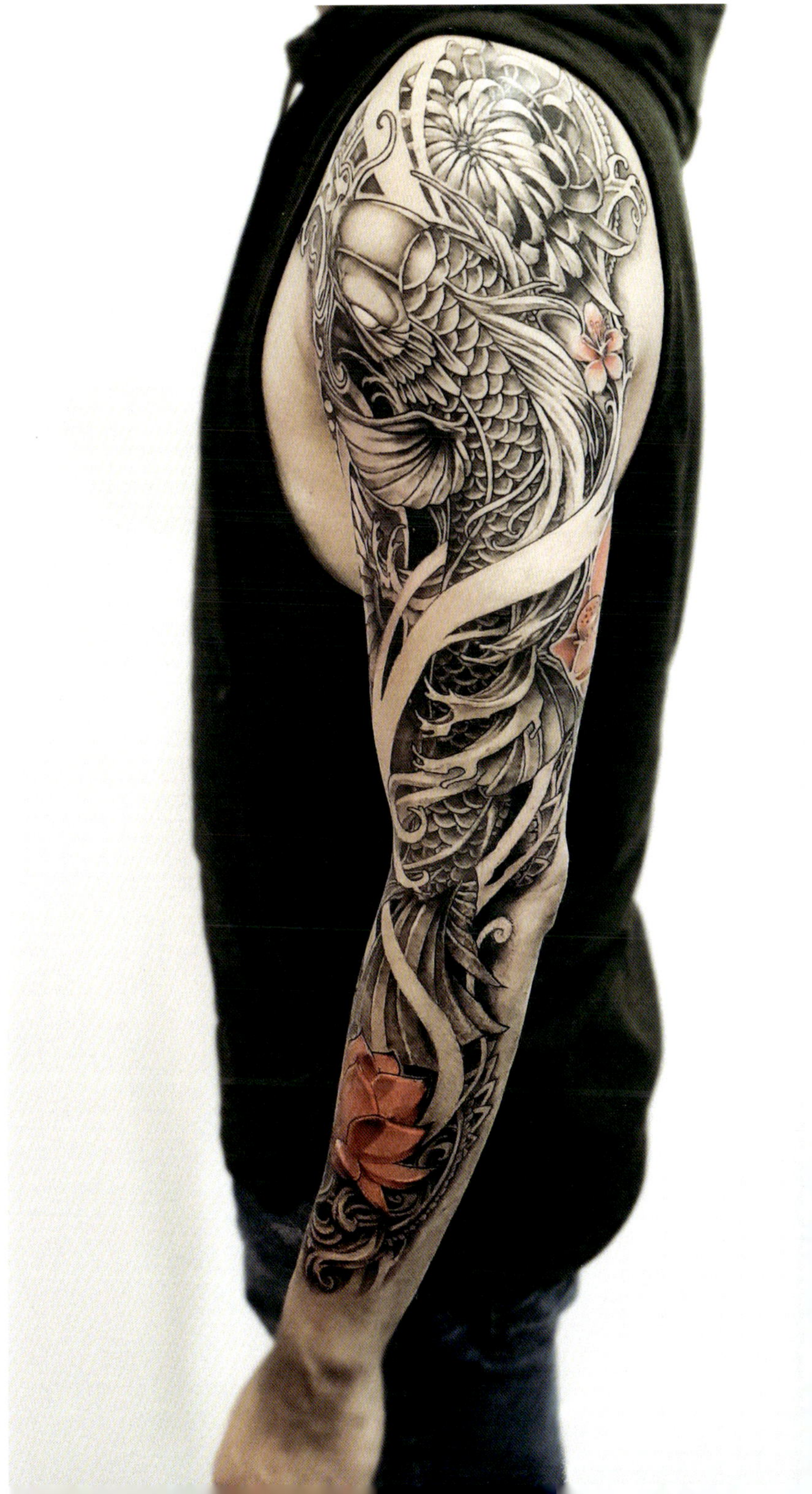

Tatouage japonais «néotrad». Les mouvements de l'air suggérés par les «rubans de peau» vides ressortent plus que le reste et soulignent l'anatomie et les mouvements du bras.

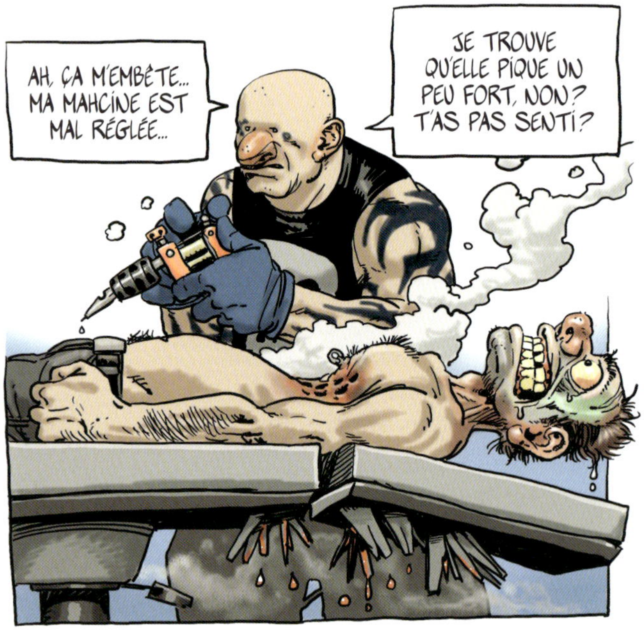
AH, ÇA M'EMBÊTE... MA MAHCINE EST MAL RÉGLÉE...
JE TROUVE QU'ELLE PIQUE UN PEU FORT, NON? T'AS PAS SENTI?

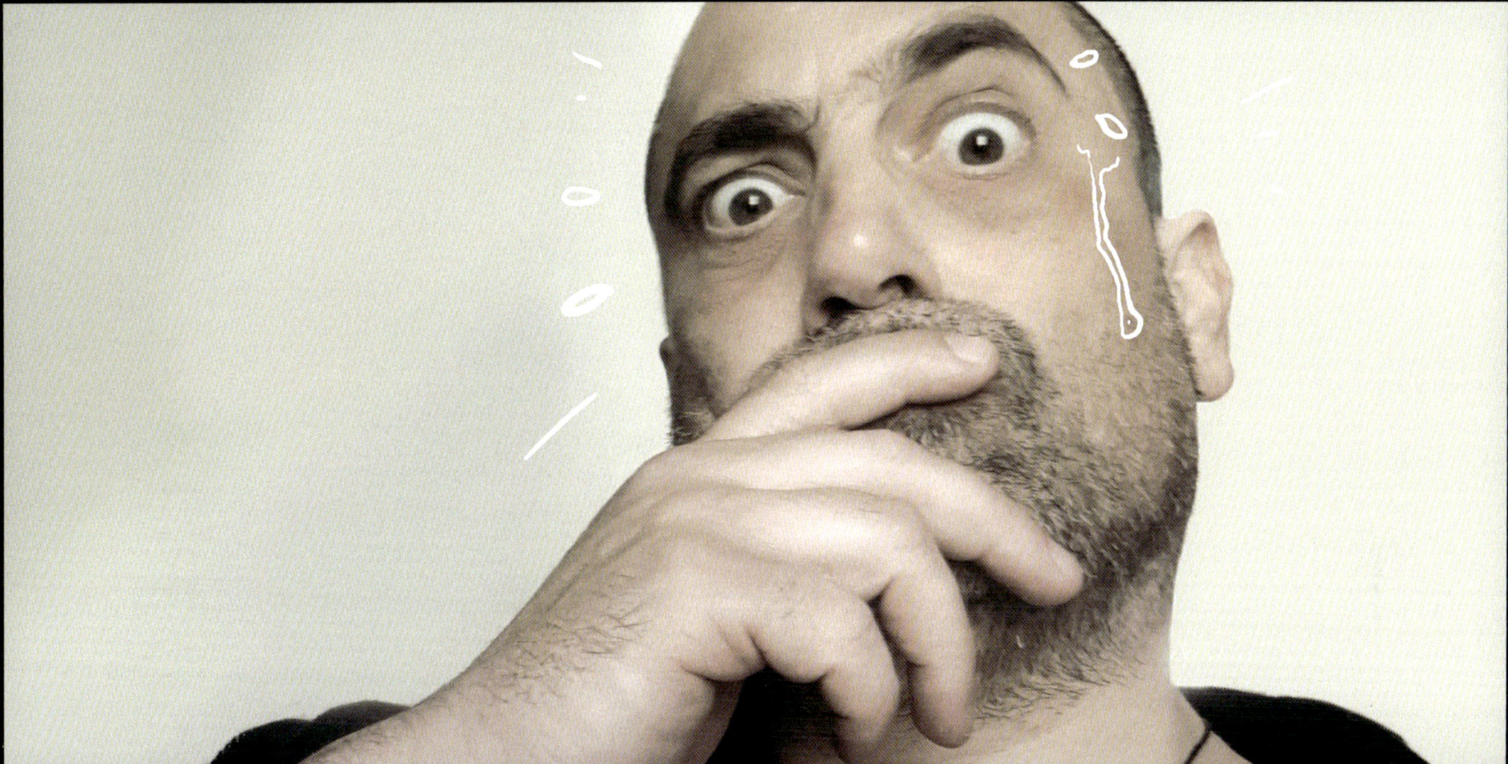

QUEL TATOUEUR CHOISIR ?

Les tatoueurs ont souvent des styles de préférence : en consultant leurs réseaux sociaux ou leurs sites, on identifie très vite leur sensibilité. Ce n'est pas parce qu'un tatoueur fait du bon travail, avec des tracés très précis, des dégradés très subtils, qu'il pourra forcément réussir votre projet. Il faut évidemment qu'il maîtrise son geste, ça devrait toujours être le cas. Cependant, un excellent chirurgien de la main ne sera pas compétent pour soigner votre carie dentaire. Il faut trouver le tatoueur dont l'univers graphique vous plaît, et ensuite, le mieux est de le rencontrer. Le tatouage est un acte définitif, donc il est important qu'une relation de confiance s'installe entre le professionnel et le client. Et si par malheur, celui dont vous aimez le travail semble totalement hermétique à votre demande, il faut renoncer à faire appel à lui. Si on ne se comprend pas lors de la discussion préalable, il y a de grandes chances pour que vous soyez déçus de votre tatouage. Le tatoueur va vous aider à organiser votre projet et à le définir, mais vous devez avoir le sentiment qu'il vous a bien compris. C'est essentiel. Voici quelques exemples de styles qui sont radicalement différents, ce sont tous des tatouages que j'ai réalisés moi-même. Mon parcours dans le dessin professionnel m'a permis d'aborder un grand nombre de styles, ce qui m'autorise ces « grands écarts graphiques » ; c'est rarement le cas chez les tatoueurs : ils ont souvent préféré développer un style précis.

Enfin, n'hésitez pas à vous déplacer loin de chez vous pour trouver votre tatoueur, il vaut mieux reporter son projet à plus tard que se précipiter chez le premier venu et le regretter toute sa vie.

IL FAUT TROUVER LE TATOUEUR DONT L'UNIVERS GRAPHIQUE VOUS PLAÎT ET LE RENCONTRER

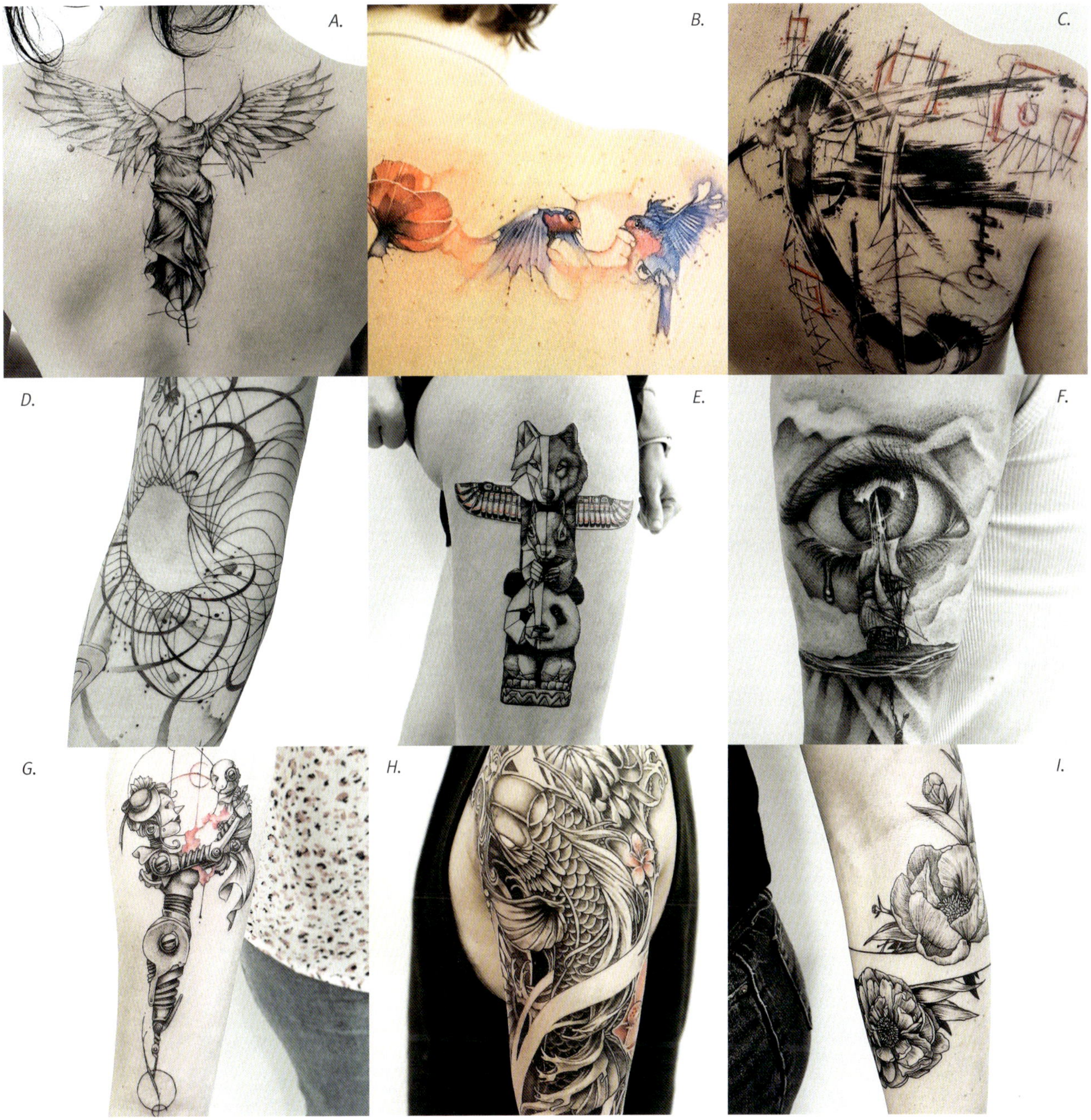

Ces tatouages sont réalisés dans des styles très différents. Sans prendre en compte les sujets de ces tattoos, on peut déjà se rendre compte qu'on est plus sensible à une approche graphique qu'une autre. C'est une piste de départ pour choisir son tatoueur.

A. : Mélange de dessin classique et de sketch.
B. : Style watercolor.
C. : Trash polka.
D. : Géométrique abstrait.
E. : Style mixte.
F. : Réalisme.
G. : Malnatisme ;)
H. : Japonais néotrad.
I. : Style gravure.

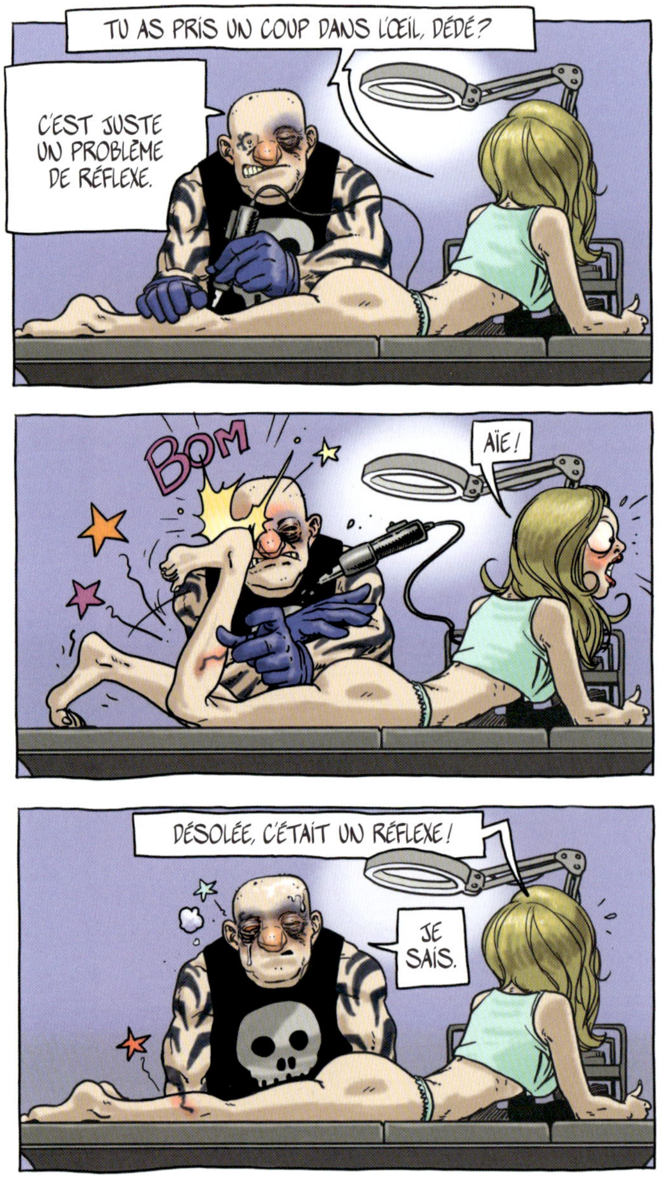
TU AS PRIS UN COUP DANS L'ŒIL, DÉDÉ?
C'EST JUSTE UN PROBLÈME DE RÉFLEXE.
BOM
AÏE!
DÉSOLÉE, C'ÉTAIT UN RÉFLEXE!
JE SAIS.

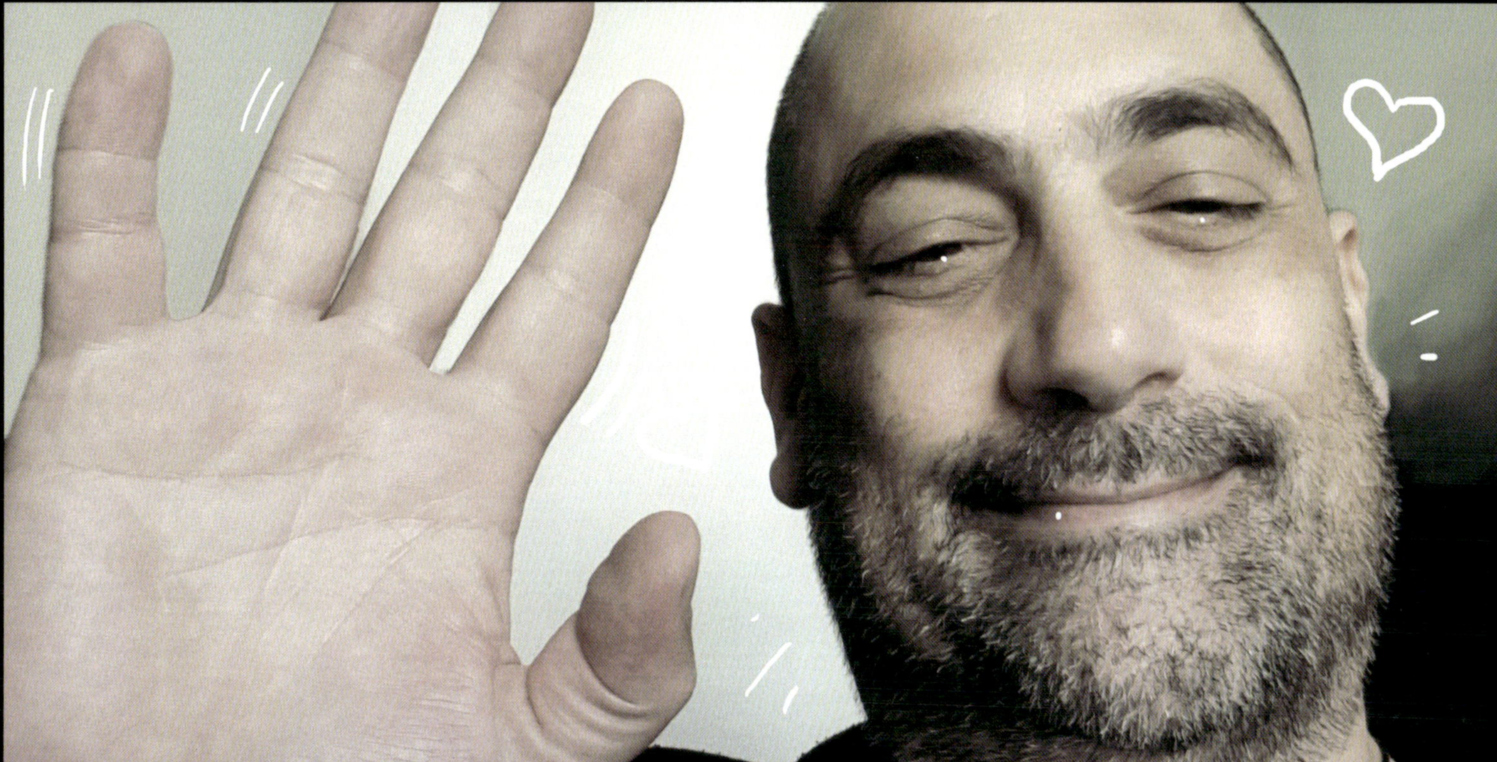

LE TATOUEUR ET SON CLIENT

Pour nous autres, tatoueurs, le problème réside souvent dans l'incompréhension de la demande du client. Il faut savoir que bien souvent, les clients qui viennent parler d'un projet ont fait leur propre recherche, et se sont convaincus qu'ils ont trouvé la bonne piste de travail. Mais en fait, ils n'en sont pas certains ; il faut essayer de faire dire à la personne quelle était son idée de départ, avant de commencer ses recherches. Le fait d'avoir compris le point de départ va nous aider à mieux comprendre les exemples que le client nous montre. Souvent, il exprime des choses que les images de référence qu'il nous présente ne reflètent pas. C'est normal, il n'est pas dessinateur, donc il cherche à exprimer des choses sans avoir les bons mots pour les traduire. Son manque de culture picturale peut même l'amener à voir de la légèreté là où nous verrons au contraire de la lourdeur. Dans ce cas, il faut prendre le temps de montrer au client ce que nous entendons par légèreté. Une recherche Internet pour montrer des exemples, ou des photos de nos propres *tattoos* qui illustrent cette nuance suffiront à permettre au client de mieux comprendre la façon dont nous définissons les termes. Et bien souvent, il dira : « Ah ! oui, c'est encore mieux ! », ou alors: « Ah ! ok, ce n'est pas " légèreté " que je voulais dire, parce que je veux quelque chose

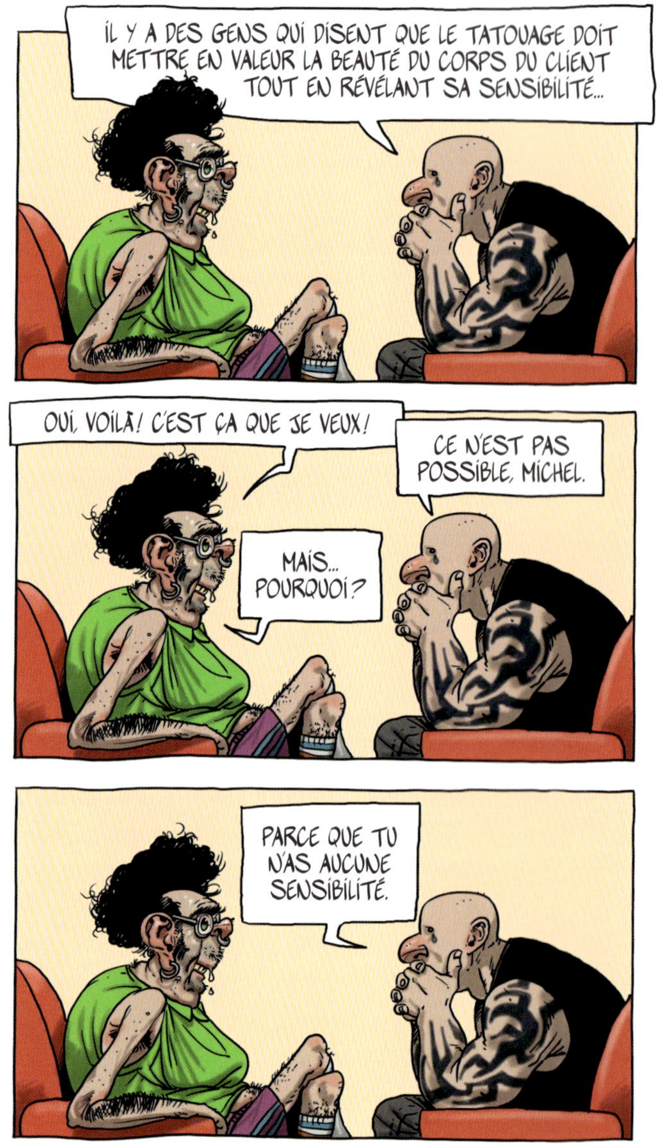
IL Y A DES GENS QUI DISENT QUE LE TATOUAGE DOIT METTRE EN VALEUR LA BEAUTÉ DU CORPS DU CLIENT TOUT EN RÉVÉLANT SA SENSIBILITÉ...
OUI, VOILÀ ! C'EST ÇA QUE JE VEUX !
CE N'EST PAS POSSIBLE, MICHEL.
MAIS... POURQUOI ?
PARCE QUE TU N'AS AUCUNE SENSIBILITÉ.

de solide quand même... », par exemple. Tous ces mots : « solide », « léger », « transparent », « lumineux », « en mouvement », etc. sont à bien définir avec notre client. Le gros du boulot dans le rendez-vous discussion se situe là : tomber d'accord sur les adjectifs qui définissent le projet. Prenez du temps pour ça, c'est vraiment essentiel. Quand vous tenez les bons adjectifs, vous avez trouvé la direction artistique du tatouage, et gagné la confiance de votre client.

TROUVER LES POINTS DE DÉSACCORDS ET DE COMPATIBILITÉ

Une fois que nous avons trouvé les bons adjectifs, nous commençons à percevoir la sensibilité de notre client. C'est maintenant à nous, tatoueurs, de savoir comment notre propre sensibilité est compatible avec celle du client. Le travail doit donc se faire dans l'autre sens. Il faut absolument que nous soyons très clairs sur nos limites ; un bon professionnel sait ce qu'il aime faire et ce qui lui déplaît, mais aussi ce qu'il ne sait pas faire. Pour ma part, les tatouages très géométriques ne sont pas mon point fort, je n'y trouve pas de plaisir, et je n'ai pas de patience pour ça. Ça ne signifie pas qu'un jour je n'aurai pas le déclic là-dessus, mais actuellement, ce n'est pas mon truc : je préfère la spontanéité imparfaite et intuitive. Donc, si je comprends que mon client veut un tatouage géométrique très rigoureux avec un rendu proche de l'informatique, je sais que je ne suis pas le bon tatoueur pour lui.

Par contre, si le client aime la géométrie, mais que dans les exemples de tatouages qui le touchent il y a aussi des choses plus instinctives, alors peut-être pourra-t-on trouver un terrain d'entente. Je lui proposerai un travail géométrique moins régulier, plus artistique, malgré le fait qu'il m'ait montré des choses très strictes. En lui montrant mon option, je vais bien lui expliquer ce qui diffère de son exemple, afin qu'il me confirme qu'il a bien compris mon approche, et je veux être certain qu'il la préfère à son idée de départ. Toutes ces explications sont des acquis dans la tête du client, et il commence déjà à adopter le projet. Il est donc très important de bien connaître ses propres limites, et de savoir les expliquer clairement. Mais également, il faut chercher jusqu'où on peut être flexible et répondre à la demande sans sortir de son champ de compétence. Il faut accepter et ne pas avoir peur de l'échec de cette discussion, pour deux raisons :

La première c'est que si votre client n'adhère pas à votre approche, alors vous avez évité un conflit le jour du tatouage, car ça se serait forcément mal passé. Ou alors après coup, ce qui est encore pire, votre client vous aurait fait une contre-publicité dévastatrice.

La deuxième, c'est que le fait de ne pas avoir peur de perdre son client impose le respect et la confiance. Le client sent que ce n'est pas le gain financier immédiat qui prime à vos yeux, mais la publicité issue de la qualité de votre travail. Les tatoués sont heureux que leur tatoueur soit fier de son travail, il n'y a pas de meilleure garantie pour eux.

CHOISIR SON CLIENT

C'est pourquoi, malgré le fait que nous vivions dans un monde où on nous enseigne que le client est roi, il faut choisir son client. Nous devons éviter de nous embarquer dans des histoires foireuses. Si nous décelons une

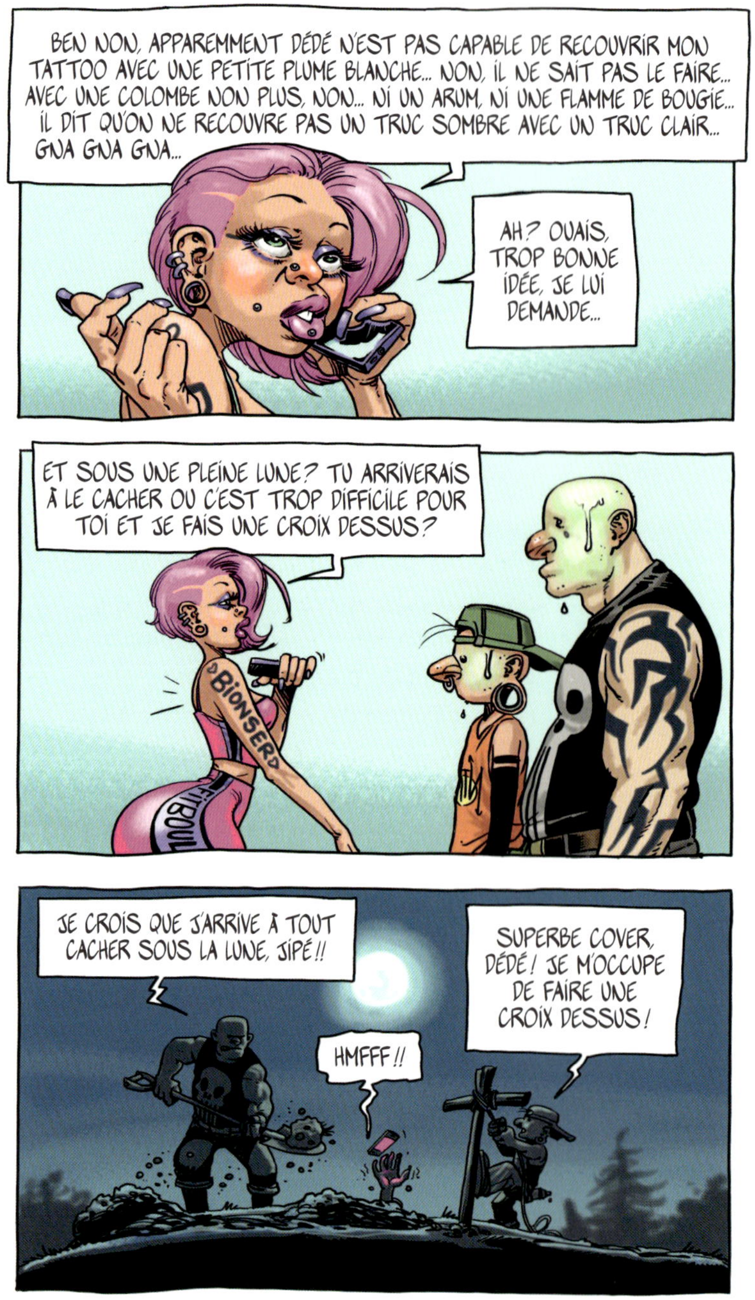
BEN NON, APPAREMMENT DÉDÉ N'EST PAS CAPABLE DE RECOUVRIR MON TATTOO AVEC UNE PETITE PLUME BLANCHE... NON, IL NE SAIT PAS LE FAIRE... AVEC UNE COLOMBE NON PLUS, NON... NI UN ARUM, NI UNE FLAMME DE BOUGIE... IL DIT QU'ON NE RECOUVRE PAS UN TRUC SOMBRE AVEC UN TRUC CLAIR... GNA GNA GNA...
AH? OUAIS, TROP BONNE IDÉE, JE LUI DEMANDE...
ET SOUS UNE PLEINE LUNE? TU ARRIVERAIS À LE CACHER OU C'EST TROP DIFFICILE POUR TOI ET JE FAIS UNE CROIX DESSUS?
BIONSER
JE CROIS QUE J'ARRIVE À TOUT CACHER SOUS LA LUNE, JIPÉ!!
HMFFF!!
SUPERBE COVER, DÉDÉ! JE M'OCCUPE DE FAIRE UNE CROIX DESSUS!

IL FAUT OBTENIR L'ACCORD DU CLIENT DE FAÇON CLAIRE ET DÉFINITIVE

incompréhension ou une crainte trop forte chez le tatoué, alors il faut refuser le projet. Si un client est trop intrusif et que nous sentons qu'il entrave notre ressenti, qu'il empêche l'appropriation du projet par l'artiste, alors c'est foutu et il ne faut pas négocier. Si le problème vient du tatoué, il fera un travail de remise en question, il reviendra plus tard en ayant accepté nos impératifs. Sinon, c'est qu'il y a une incompatibilité entre nous, c'est comme ça.
Méfions-nous également des gens qui, le jour du tatouage, ont réfléchi de leur côté et modifient le projet par des petites réflexions l'air de rien, qui changent la donne. Et parfois c'est un vrai problème, parce que c'est insidieux. On est parti pour faire une tête de Geronimo dans un style « pochoir » (en à-plats noirs), et le client dit : « Au fait, pas trop sombre, hein ? Et puis s'il pouvait être un peu plus en nuances par endroit… » Ou encore : « Tu mettrais une touche de couleur ? » Ces petites remarques au dernier moment peuvent ruiner votre feeling et vous conduire au plantage. Dans ce cas, il faut stopper le travail, et rediscuter pour obtenir l'accord du client de façon claire et définitive. Je pense qu'il est compliqué de réussir un travail très inspiré si on est parasité par des informations contradictoires au cours du tatouage.
Pour remédier à ce problème, il y a plusieurs solutions.
Il est impératif d'anticiper cela, en testant le client au moment de la discussion préalable : « Donc on est ok, pas de couleurs ? » On peut même préciser : « Personnellement, je trouve que ça serait une erreur d'en mettre. » Mais aussi : « Par contre, j'aime beaucoup l'idée et le style, mais tu as conscience que le tatouage va être constitué de zones noires en à-plat ? » Il ne faut pas craindre de le faire douter, car une fois qu'il a pu poser ses questions, il aura adopté l'idée et la revendiquera.
Autre solution que j'applique personnellement, je déconseille de montrer son modèle avant le jour du *tattoo*. Le rendez-vous discussion préalable doit permettre de définir suffisamment les intentions du projet pour s'en tenir à

ça. Il ne faut pas hésiter à ajouter des adjectifs écrits sur le croquis de départ réalisé avec le client : « Léger, fluide, élégant, etc. » Ces mots suffisent à bien valider le fait que vous avez compris les attentes du client. Vous pouvez également ajouter des images de références qui spécifient le style attendu. Mais ensuite, il faut travailler seul, sans consulter le futur tatoué. Il faut s'approprier le projet.

Montrer son travail avant le jour J présente aussi plusieurs inconvénients : le client va en parler à toute sa famille, qui n'a pas assisté au rendez-vous discussion. Les proches vont tous avoir un avis différent et vont le faire douter, et il va revenir vous faire douter également. Si nous cherchons à satisfaire toute sa famille, on est mort. Il va falloir amener notre client à être en désaccord avec ses proches, ce qui est laborieux et peut se retourner contre nous. Il faut donc que le projet reste entre lui et nous. Évidemment, je ne suis pas radical, et je rassure mon client en lui assurant que j'ai bien compris ses attentes, mais que si certains détails posent problème, nous les modifierons ensemble le jour du tatouage. Ça peut sembler un peu dur comme position, mais je pense que c'est essentiel, le client doit accepter de vous confier le projet : son travail est de bien choisir son tatoueur, le vôtre est de réussir le tatouage. Il faut pour cela travailler dans les meilleures conditions. Bien sûr, cette qualité de relation s'acquiert au fil du temps, et plus vous montrerez vos travaux sur les réseaux et sur votre site, plus les gens vous accorderont leur confiance. De votre côté, il faut que vous acceptiez le risque de déplaire le jour J et de renoncer au tatouage, il faut aussi que vous soyez certain le jour du rendez-vous discussion que vous êtes totalement apte à remplir le contrat. Nous le savons, les mots n'ont pas le même sens pour tous, il y a donc pour une part la mise au point sur la définition des adjectifs, comme je l'ai expliqué, et pour une autre part la capacité du

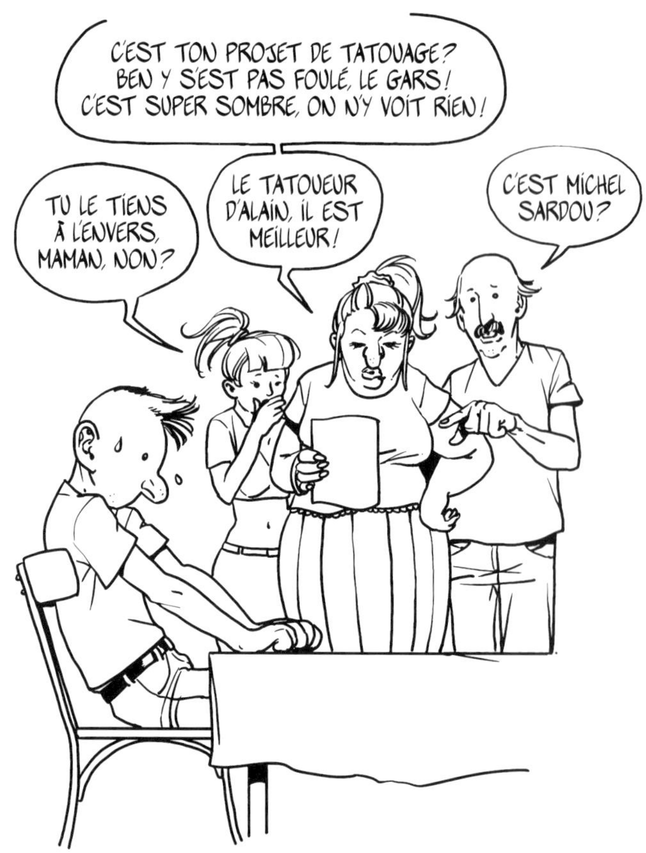
C'EST TON PROJET DE TATOUAGE? BEN Y S'EST PAS FOULÉ, LE GARS! C'EST SUPER SOMBRE, ON N'Y VOIT RIEN!
TU LE TIENS À L'ENVERS, MAMAN, NON?
LE TATOUEUR D'ALAIN, IL EST MEILLEUR!
C'EST MICHEL SARDOU?

client à vous confier les clefs de la voiture. La part d'incompréhension, les détails qui sont restés dans le flou, doivent reposer le plus possible sur vos choix artistiques. Il faut l'expliquer au client. Votre confiance en vous est la clé de l'acceptation de cette règle par le client.

L'autre problème que cela pose, c'est que lorsqu'on travaille en sachant qu'on va montrer son travail avant de faire le tatouage, on attend inconsciemment une validation du client. Et donc on ne donne pas tout, parce qu'il y a un risque qu'il n'aime pas. Et le fait de ne pas être au maximum implique que le projet soit moins bon, il a donc plus de chances de ne pas plaire au client.

Pour ma part, je ne prends plus d'acompte pour la réservation d'un tatouage. Tout simplement parce que je veux être libre jusqu'au bout de décliner le projet. Si j'ai déjà été en partie payé, et que le client me complique la vie, je vais devoir le rembourser, ou alors me forcer à faire un boulot qui ne me convient pas et qui va m'attirer des ennuis à coup sûr. Donc sans acompte, je peux dire stop à tout moment. Et mes clients viennent, je ne me fais quasiment jamais planter ! C'est encore plus rare que quand je prenais des acomptes. Mais ce genre de fonctionnement dépend du caractère de chacun : pour moi, la liberté est essentielle.

Dernier conseil, ce n'est pas toujours possible quand on a des clients qui viennent de loin, mais incitez vos clients à venir parler avec vous en face à face. C'est dans cette relation qu'on capte les micro-réactions qui en disent long, et ça permet d'éviter bien des incompréhensions.

SE COMPRENDRE ENTRE TATOUEUR ET TATOUÉ

Donc, lorsqu'on décide de se faire tatouer, il faut avoir fait le point sur les motivations esthétiques et symboliques du projet. Une fois au clair là-dessus, on saura mieux exprimer ses impératifs au tatoueur. Ce qui prime, selon moi, c'est le « message » du tatouage. J'entends par là : ce que vous en attendez. Beaucoup de gens viennent chez leur tatoueur et se mettent à lui expliquer toutes les aventures vécues qui les amènent à vouloir ce projet. Soit parce que cette personne veut absolument que le tatoueur entre en empathie et partage son sentiment pour le projet, soit parce qu'elle pense qu'une motivation esthétique n'est pas suffisante pour justifier sa démarche. Souvent, les gens n'assument pas de juste vouloir quelque chose de beau, et ressentent le besoin de se justifier en s'appuyant sur des choses « importantes » à leurs yeux : les enfants, la famille, le deuil, etc. Mais si c'est en réalité l'esthétique qui motive le futur tatoué, les éléments qu'il a rajoutés pour justifier son projet vont vite devenir un problème. C'est dans ces moments-là qu'il peut y avoir une incompréhension avec le tatoueur. Le client dit qu'il veut rendre hommage à sa mère, alors qu'il a été séduit par un tatouage très sombre et ultra réaliste d'une bonne sœur avec une tête de démon ; mais quand il parle de sa mère, c'est à ses yeux tout sauf un démon... Il y a donc une incohérence entre l'esthétique qui l'a séduit, plutôt basée sur un sentiment de puissance tourmentée, de paradoxe entre la pureté et la noirceur, et sa vision positive, tendre et touchante de sa mère. Quand ce genre de contradiction apparait — et c'est fréquent — c'est le signe d'une faille dans la motivation du client. Il faut tirer ça au clair et ne pas se lancer dans un projet paradoxal. Ma méthode personnelle, c'est de toujours partir de l'esthétique. J'explique à mon client que j'ai bien compris l'esthétique qui lui plaît, et que pour la respecter, il faudrait que je représente sa mère comme un monstre. Et je le laisse se débrouiller avec ça. Ainsi, je vais très vite voir si c'est l'esthétique qui prime, ou l'hommage. Il va falloir en éliminer un des deux. Si c'est l'hommage qui gagne, il faut changer d'esthétique. Le plus simple, c'est de montrer des pistes de réflexion au client, des exemples de styles qui pourraient respecter son sentiment à l'égard de sa mère. Et ensuite, il faut lui conseiller de chercher, de réfléchir, et de revenir quand il sera au clair avec la forme. Naturellement, cette histoire de mère est un exemple caricatural, mais on peut rencontrer ça à plusieurs niveaux : un tatouage géométrique qui serait « fluide », un prénom « mais avec un truc dans ton style »... Ces exemples sont également des pièges qui montrent une hésitation. Il faut trouver ce que ça cache. Pour la géométrie, à priori ça n'a rien de fluide. Mais un bon graphiste peut tout envisager, on peut tout à fait créer une forme fluide constituée d'éléments géométriques, mais il n'est pas du tout certain que la personne parle de ça. Il faut savoir si la personne veut compiler deux styles entre lesquels elle peine à choisir, ou si elle sait que la géométrie lui impose de renoncer à la fluidité, et qu'elle tente quand même, ou autre chose... Il faut creuser. Il

SI LA DEMANDE DU CLIENT SEMBLE INCOHÉRENTE, C'EST PEUT-ÊTRE QU'IL VEUT ASSOCIER DEUX INTENTIONS INCONCILIABLES

est incontournable que le tatoueur et son client regardent ensemble des exemples de tatouages et de graphismes qui font sens.

Pour résumer, si la demande du client semble incohérente, c'est peut-être qu'il veut associer deux intentions inconciliables dans un même projet.

Dans le cas du tatouage d'un prénom « mais avec un truc dans ton style », c'est la même chose. Une typographie est un code. C'est-à-dire que les signes qui la composent sont justifiés par le mot et non par l'esthétique. Donc, même si la typo est jolie en soi, elle reste soumise à une structure codée : l'organisation des lettres. Pour qu'on trouve une écriture belle, il faut déjà bien identifier que c'est une écriture, ainsi on comprend son esthétique. Mais si vous « cachez » un mot dans les branches d'un arbre, même si l'écriture est jolie, ça va faire une drôle de branche. Et le tatouage sera moche. Les gens veulent souvent cacher des écritures dans leur tatouage, ce que je déplore. Je n'aime pas ces pirouettes anecdotiques qui ne sont jamais harmonieuses. Une écriture, pour être belle, doit rester une écriture. J'aménage donc mes tatouages en organisant des zones de texte s'il y en a. Ça n'empêche pas de faire des liens, mais chaque chose est valorisée à sa place.

Exemple d'arbre de vie stylisé avec un prénom intégré dans le projet.

A. Le prénom (Élodie) est dissimulé dans les branches en haut de l'arbre. Si ça peut fonctionner sur un dessin comme celui-là, nous voyons bien que, notamment sur les branches en haut à droite, une fois tatoué, on risque d'avoir un résultat brouillon avec une impression de méli-mélo étrange.

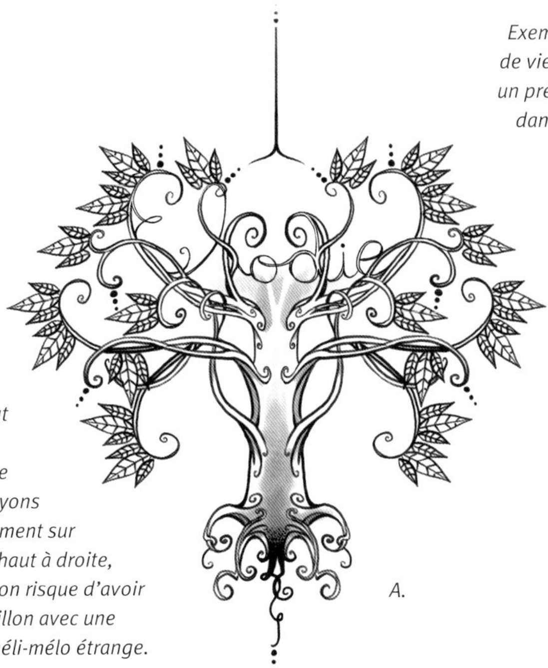

A.

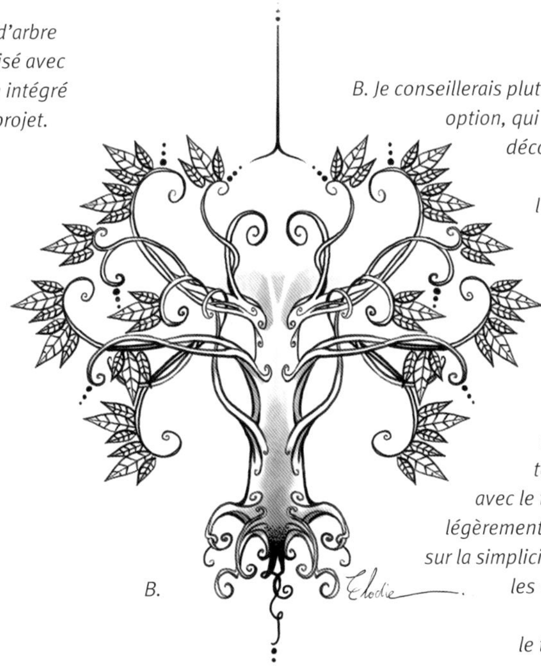

B.

B. Je conseillerais plutôt à mon client cette option, qui préserve l'harmonie décorative de l'arbre sur la peau et propose l'écriture comme une signature d'artiste en bas du dessin par exemple. Dans l'option B., on est certain du résultat une fois tatoué. Les traits d'un tatouage ayant tendance à s'épaissir avec le temps et à se flouter légèrement, il vaut mieux miser sur la simplicité et la clarté. Evitez les « bruits » dissonants quand on regarde le tatouage à distance.

Pour revenir au message du tatouage, justement, si la personne veut rajouter des « trucs dans mon style » à une écriture, ça signifie que l'écriture est le sujet principal du tatouage. J'imagine dans ce cas qu'il faudrait faire un peu d'effets aquarelle par-ci par-là, ou faire couler un peu d'encre, quelques taches... Mais pourquoi ? Est-ce que cette personne pense que ma « patte » ajoutée et bien identifiable va donner à son tatouage une légitimité, un côté moins « classique » ? Ou alors est-ce que cette personne n'ose pas dire qu'elle aime mon esthétique, et que ce prénom est une justification pour sauter le pas ? Encore une fois, c'est important de comprendre ça. Et bien souvent, les gens n'en ont même pas conscience eux-mêmes. Mettre à jour ces paradoxes amène à changer radicalement d'option bien souvent, et là je me dis : « Ouf ! heureusement que j'ai insisté là-dessus ! »
Cependant, comme ce sont des demandes régulières, je me suis penché sur la question. Le texte peut-il être un sujet de tatouage ornemental ? Je pense que oui, mais il faudrait trouver des moyens de renforcer le sens de l'écriture par de légères intentions graphiques.

IL FAUT QUE LES FUTURS TATOUÉS COMPRENNENT QUE LA MOTIVATION ESTHÉTIQUE EST UNE TRÈS BONNE MOTIVATION

Voici quelques recherches de mots graphiques avec les mots « liberté », « partir » et « renaissance »

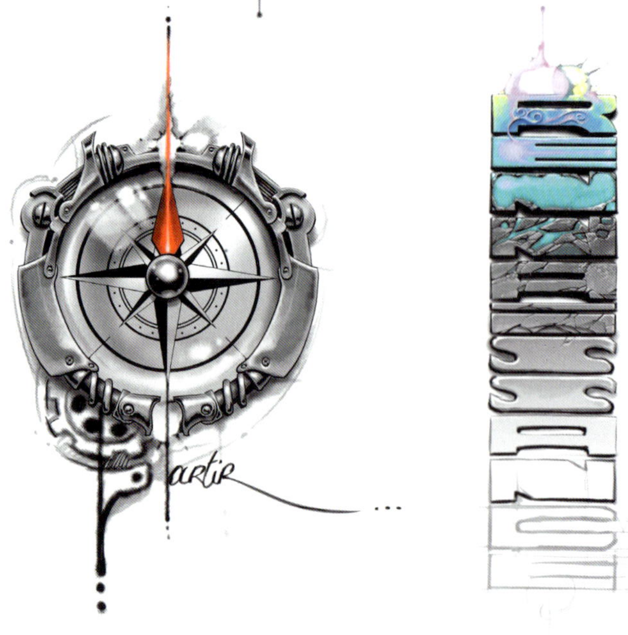

Il est aussi possible de transformer la majuscule en un élément qui illustre le propos... Pourquoi pas ?

Il faut donc que les futurs tatoués comprennent que la motivation esthétique est une très bonne motivation, il n'y a pas besoin de se justifier avec des choses lourdes de sens. Il n'y a pas de honte à aspirer au beau, au contraire. Par ailleurs, le tatouage est une appropriation de son corps, c'est donc contradictoire de justifier ça en le reliant aux autres. Par contre, s'il y a un sens autre qu'esthétique, il est important de déterminer à quel point ce sens doit prendre le dessus.

COMMENT EXPLIQUER MON PROJET AU TATOUEUR ?

Il est essentiel de pouvoir dire ce qu'on aimerait avant tout. On ne peut pas construire un projet par élimination. Nombre de clients viennent nous voir avec une liste infinie de « ce qu'ils ne veulent surtout pas ». C'est un mauvais départ. Il vaut mieux partir d'une envie assez précise, un style, un emplacement sur le corps. Et ensuite on peut procéder par élimination, en écartant les options qui découlent de la demande. Montrez des photos de ce que vous aimez, et expliquez pourquoi cette image a retenu votre attention, quels sont les points forts de cet exemple à vos yeux ? Ensuite, évidemment, vous pouvez montrer des exemples dans le même style que vous n'aimez pas, et vous précisez justement ce qui ne vous plaît pas ici. Essayez de simplifier votre projet au maximum, il est difficile de faire rentrer quatre éléphants dans une voiture...

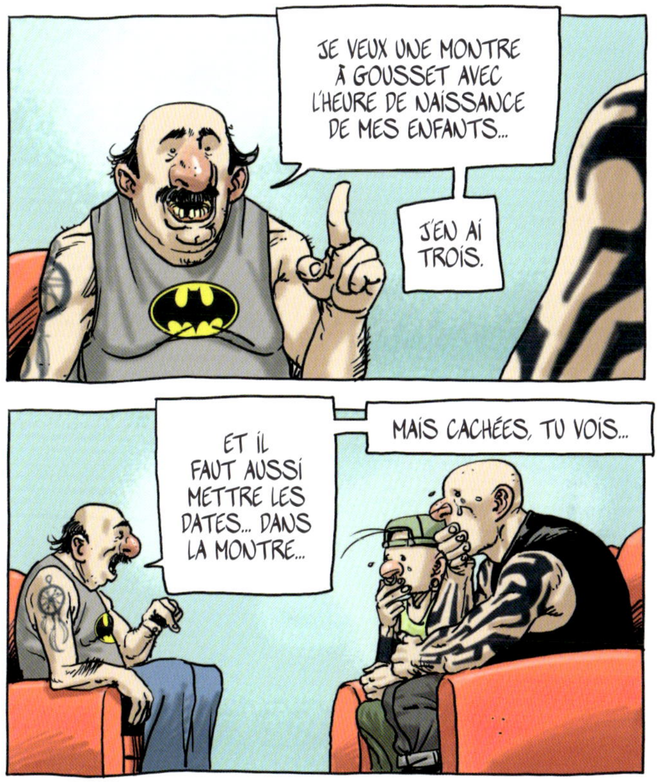
JE VEUX UNE MONTRE À GOUSSET AVEC L'HEURE DE NAISSANCE DE MES ENFANTS...
J'EN AI TROIS.
ET IL FAUT AUSSI METTRE LES DATES... DANS LA MONTRE...
MAIS CACHÉES, TU VOIS...

Une fois tout cela résolu, le fait d'expliquer son projet à son tatoueur peut amener à faire le tri, voire à changer d'option. C'est tout l'intérêt de la discussion préalable. Et le tatoueur peut tout à fait décider de sortir de sa zone de confort, parce qu'il voit dans votre projet une piste intéressante. C'est là qu'on entre dans la création.

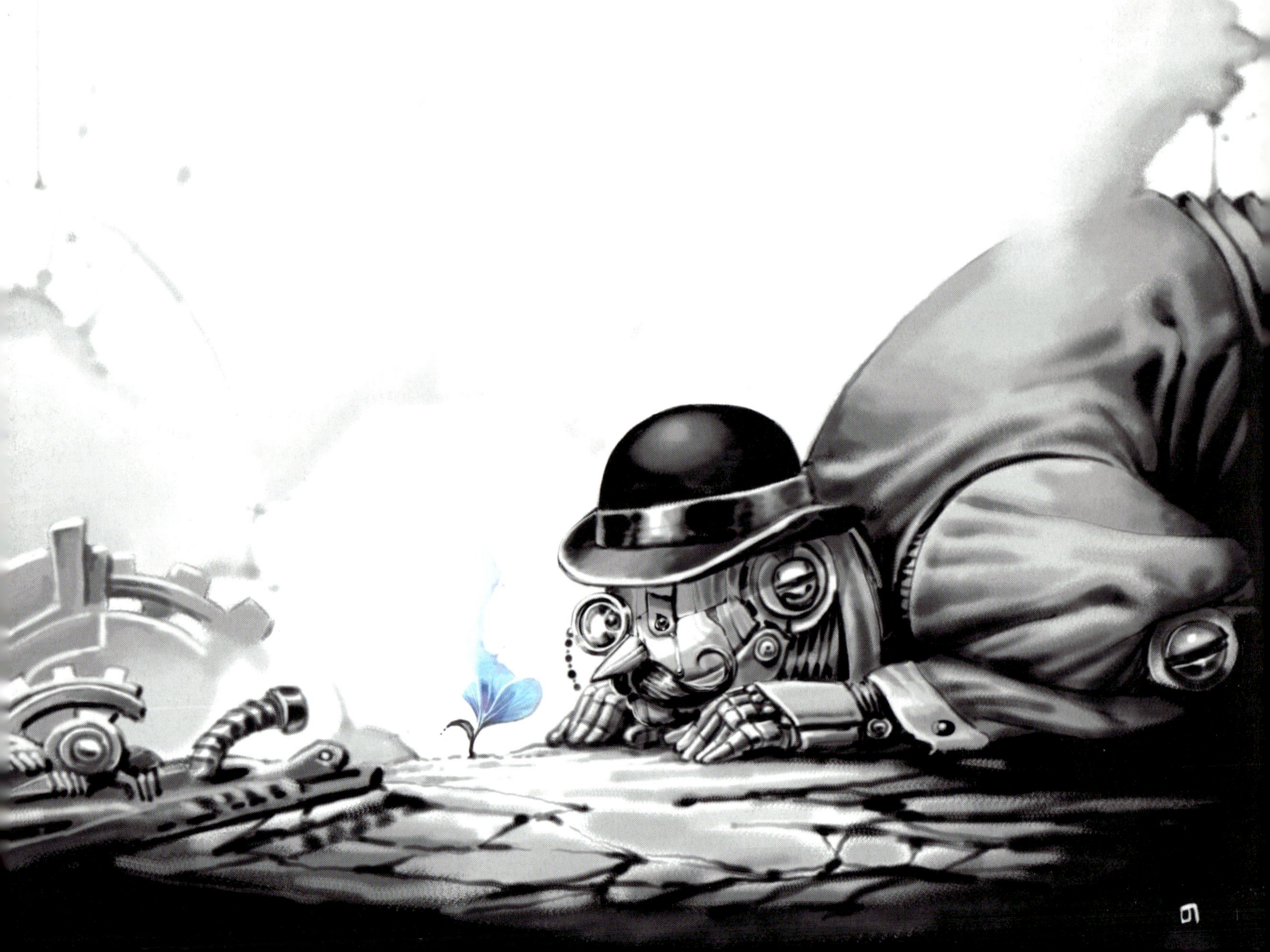

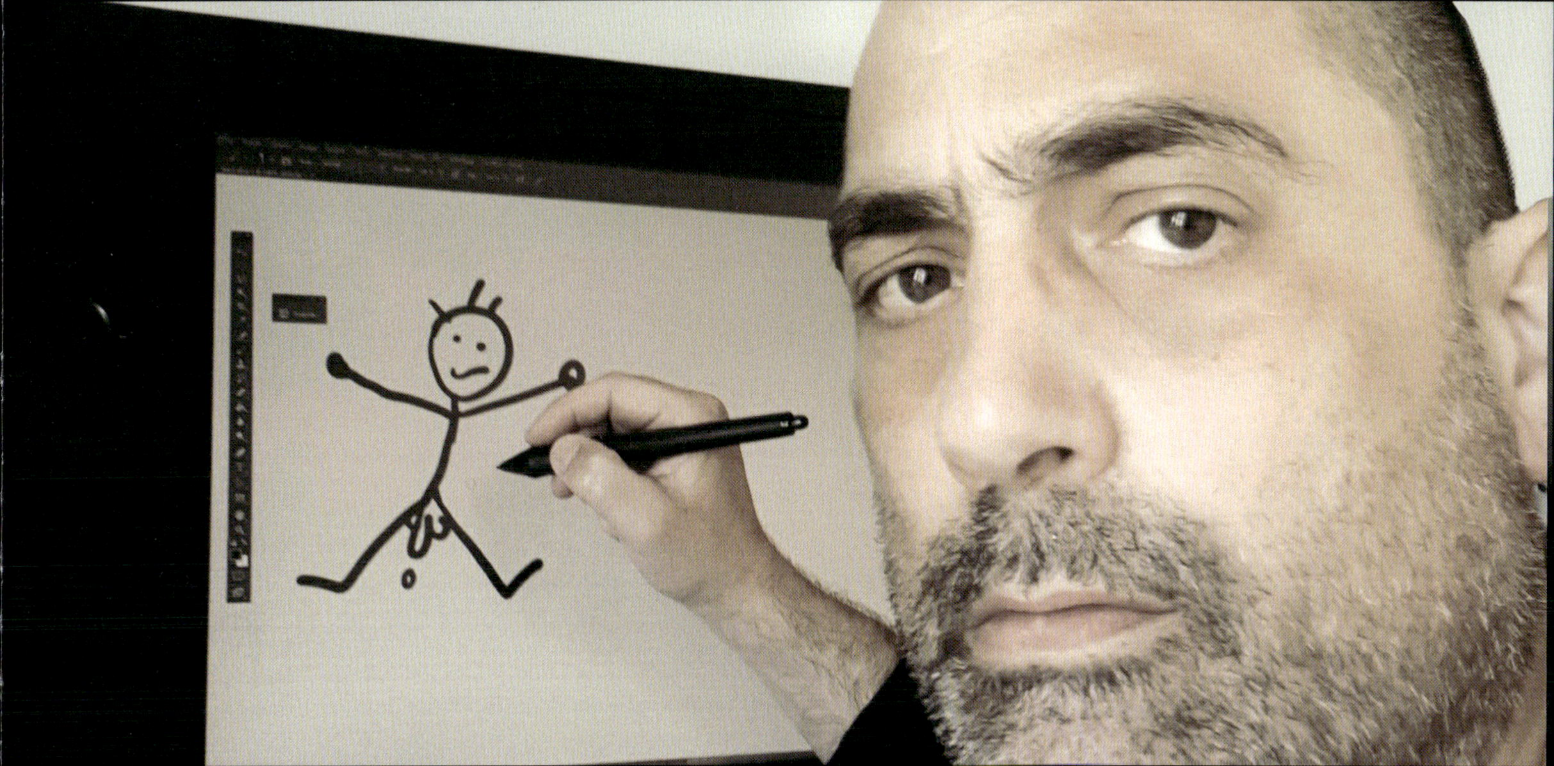

LA CRÉATION DU MODÈLE

POUR LE *FREEHAND*

La technique du *freehand* (tatouage à main levée) est une technique qui consiste à dessiner le modèle du tatouage au feutre directement sur la peau du client avant de tatouer. Il n'y a donc pas de dessin préalable. La création se fait en discutant ensemble et l'avantage de cette technique, c'est qu'elle laisse une grande place à la créativité et à l'intuition. C'est aussi idéal pour suivre les lignes naturelles du corps. Cependant, on travaille sans « filet », c'est-à-dire que, ce jour-là, il faut être inspiré. Il faut aussi que le client de donne pas trop d'informations contradictoires pendant le dessin, car ça peut perturber le feeling du tatoueur. Ce travail demande un très bon niveau en dessin. Idéal pour la composition ornementale donc, mais dangereux pour un tatoueur qui manque de confiance en lui ou qui a besoin de créer seul dans son coin.

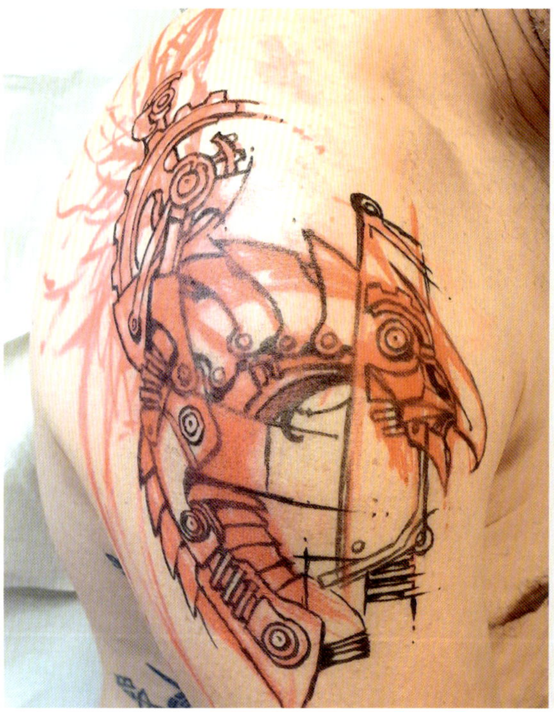

Dessin au feutre pour tatouage en freehand

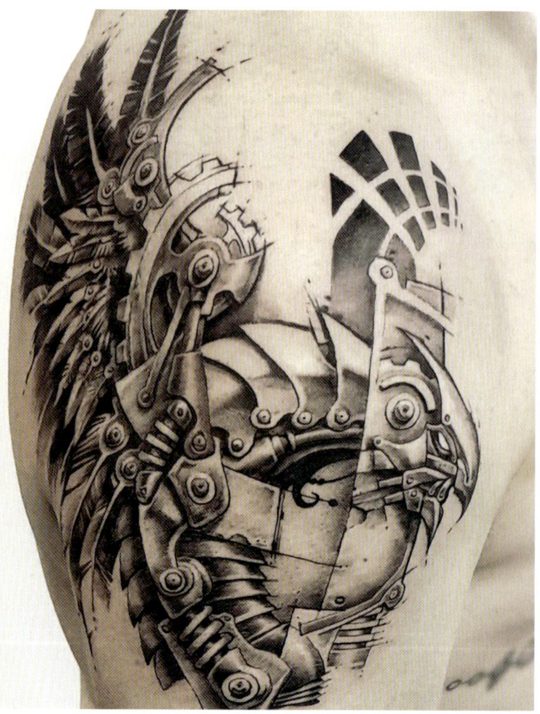

Tatouage en freehand

POUR LE SEMI-*FREEHAND*

Le semi-*freehand* peut se pratiquer lorsqu'une partie du tatouage nécessite une préparation. Par exemple, s'il y a une zone géométrique dans le projet, qu'il est impossible de faire à main levée. On va donc faire un transfert pour la partie technique et travailler en *freehand* pour le reste.

POUR LE TRANSFERT

Pour le transfert, le dessin est réalisé avant le jour du tatouage. Il est décalqué et posé sur le corps. C'est la méthode classique des tatoueurs, très sécurisée, son défaut est que le modèle n'est pas pensé en totale adéquation avec l'anatomie du client. Il faut jongler d'une technique à l'autre selon les besoins.

*Modèle pour tatouage semi-*freehand

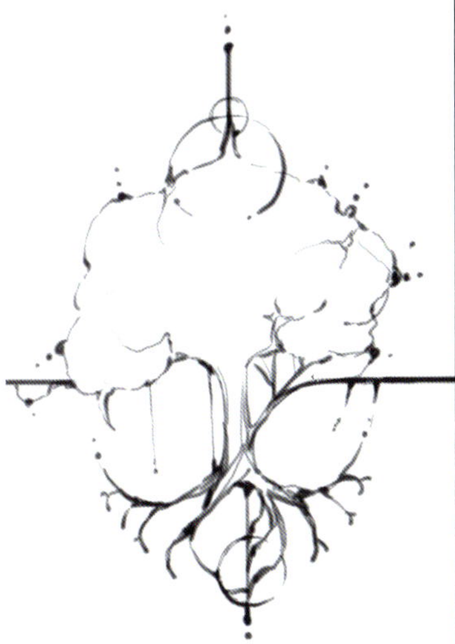

*Tatouage semi-*freehand

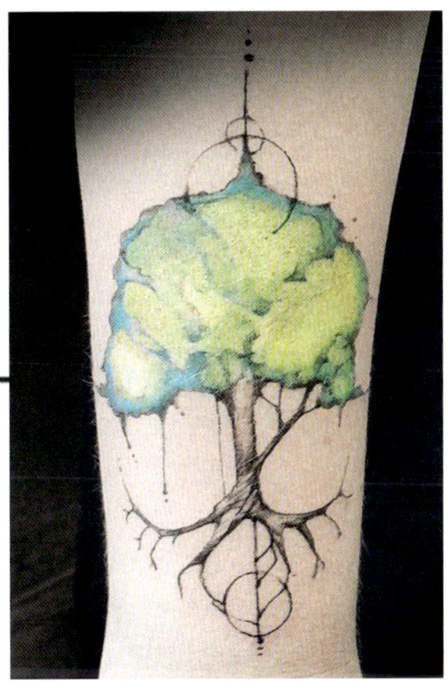

Modèle de tatougae pour le transfert

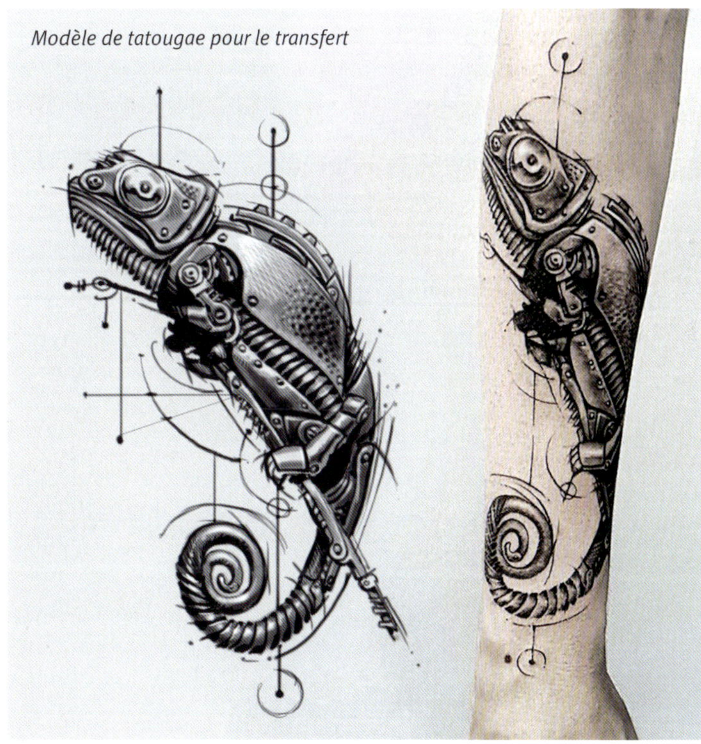

POUR PLUS D'EXPLICATIONS SUR CES MÉTHODES,
je vous renvoie au tome 1 de *La Mécanique du tatouage: Apprendre à tatouer* qui explique ces techniques.

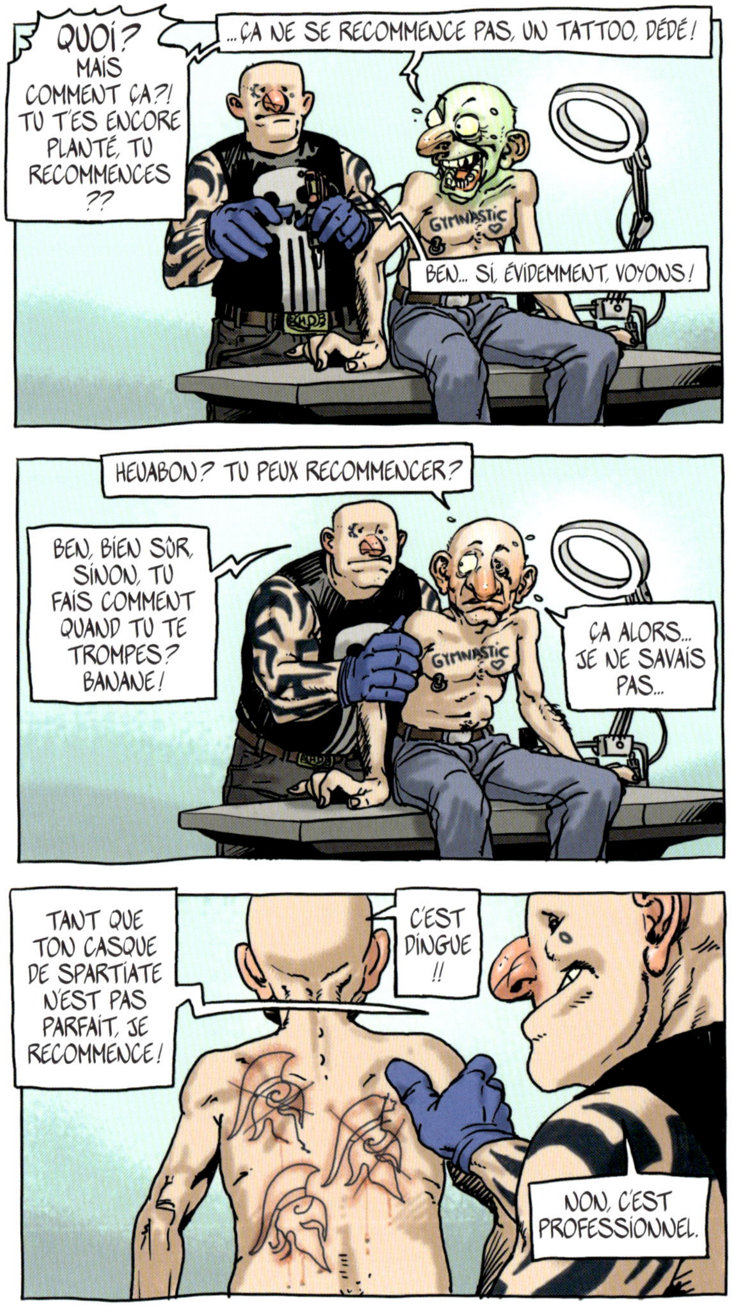

LE MOT DE LA FIN

Toutes ces réflexions et conseils sont propres à ma façon de travailler. Ce livre ne décrit pas précisément toutes les zones de tatouages et de liens, parce qu'il faut à mon sens inventer ses propres règles, mais c'est important d'avoir en tête cette réflexion. De plus, j'ai voulu proposer ici un principe de construction des tatouages. Personne jusqu'ici n'a vraiment tenté de partager une méthode de création et de composition des tatouages. Je pense que, pour que cet art gagne ses lettres de noblesse, il est temps de réfléchir à des règles tirées de l'expérience des professionnels. Avec évidemment toujours l'idée que les règles sont faites pour être transgressées. Je continuerai ce travail d'exploration du tatouage théorique dans les tomes suivants de *La Mécanique du tatouage*.